Genussvoll essen bei Rheuma

Pfarrer Sebastian Kneipp sagte einmal:
Der Rheumatismus ist wahrlich der ewige Judas
unter den Krankheiten

Sven-David Müller
Christiane Pfeuffer

Genussvoll essen bei Rheuma

Mit einem Vorwort von Prof. Dr. Dr. med. Elmar Keck

Empfohlen vom Verein zur Förderung der gesunden Ernährung
und Diätetik (VFED) e.V.

Alle Rezepte in haushaltsüblichen Mengen –
kein Rechnen, kein Abwiegen

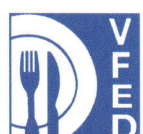

**Empfohlen vom Verein
zur Förderung der gesunden
Ernährung und Diätetik
(VFED) e.V.**

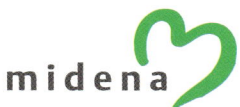

Inhalt

Abwechslungsreiche Frühstücke

Herzhafte Mittagessen

Leichte Abendessen

Süße Zwischenmahlzeiten und Desserts

Vorwort

Neben der medikamentösen, chirurgischen und physikalischen Therapie ist die richtige Ernährung eine weitere wichtige Maßnahme bei der Behandlung von Erkrankungen aus dem rheumatischen Formenkreis. Die richtige Ernährung kann kausal wirken (wie bei der Gicht), sie kann Schmerzen lindern und Entzündungsaktivitäten verringern (wie bei den entzündlichen Erkrankungen) und sie kann sich indirekt auswirken durch eine Gewichtsreduktion bei den degenerativen Erkrankungen.

Eine richtige Ernährung kann bei den entzündlichen Erkrankungen aus dem rheumatischen Formenkreis die Entzündungsaktivität günstig beeinflussen und die Schmerzen reduzieren. Hierzu muss auf das Fleisch von Säugetieren weitestgehend verzichtet und Geflügel sowie Fisch bevorzugt werden. Denn im Fleisch von Säugetieren kommt Arachidonsäure vor, die zu Prostaglandinen abgebaut wird, die die Entzündung und Schmerzen unterhalten. In Geflügel und Fisch kommt wesentlich weniger Arachidonsäure vor. Fische enthalten zusätzlich Omega-3-Fettsäuren. Diese Fettsäuren werden zu Eicosapentaensäuren abgebaut, die dann die Arachidonsäure aus ihrem Stoffwechselweg verdrängen und zu Substanzen abgebaut werden, die die Entzündungsaktivität und die Schmerzen nicht mehr beeinflussen. Die allgemeine Regel lautet also: möglichst wenig Fleisch, und wenn Fleisch, dann Geflügel. Besser aber sind Fische und vegetarische Kost.

Bei den degenerativen Erkrankungen kann die richtige Ernährung nur indirekt über eine Gewichtsreduktion einen günstigen Einfluss auf den Krankheitsverlauf ausüben, da durch eine Gewichtsreduktion die Fehlbelastung in den betroffenen Gelenken vermindert und so die weitere Entwicklung der Arthrosen verlangsamt werden kann. Eine Heilung oder Rückbildung der degenerativen Veränderungen ist jedoch nicht möglich.

Da die richtige Ernährung eine so wichtige Rolle bei den Erkrankungen aus dem rheumatischen Formenkreis spielt, kann ich das vorliegende Buch nur jedem Betroffenen empfehlen. Ich hoffe, dass jeder die Tipps erfährt, die es ihm gestatten, mit seiner speziellen Krankheit umgehen zu können und ein lebenswertes Leben zu führen.

Prof. Dr. Dr. med. Elmar Keck, Wiesbaden

Liebe Leser!

Bereits dem griechische Arzt Hippokrates (460 bis 377 v. Chr.) und dem deutschen Mediziner Paracelsus (1493 bis 1541) waren der Rheumatismus und dessen Behandlung bekannt. Der Begriff Rheumatismus kommt aus dem Griechischen und bedeutet »fließen«, »strömen«. Es ist die veraltete, ungenaue Bezeichnung für die verschiedensten Erkrankungen des rheumatischen Formenkreises, die mit fließenden, reißenden und ziehenden Schmerzen am Bewegungsapparat einhergehen. Von den rheumatischen Veränderungen sind die Gelenke, Muskeln, Sehnen und Bänder, aber auch das Bindegewebe betroffen.

Nur die entzündlichen rheumatischen Erkrankungen sind einer Ernährungstherapie direkt zugänglich. Neuste wissenschaftliche Studien zeigen, dass in tierischen, fettreichen Nahrungsmitteln Stoffe enthalten sind, die die Entzündung der Gelenke fördern. Es gibt einen engen Zusammenhang zwischen Ernährung und einer erhöhten Belastung des Körpers durch Arachidonsäure. Lecker arachidonsäurearm essen und dadurch die Entzündungen reduzieren – unter diesem Leitsatz steht unser Kochbuch.

Die in unserem Werk beschriebene Ernährungsweise unterscheidet sich deutlich von anderen Rheuma-Diäten, die der wissenschaftlichen Überprüfung nicht standhalten, und kann somit allen von entzündlichen rheumatischen Erkrankungen Betroffenen wärmstens empfohlen werden. Wir wünschen Ihnen viel Spaß beim Nachkochen und einen »Guten Appetit«.

Wir danken unserem Kollegen Martin Gorny, Diätassistent und Diabetesberater DDG der Medizinischen Klinik II (Direktor: Prof. Dr. med. Hubertus Wietholtz) am Klinikum Darmstadt, für die hilfreiche Unterstützung bei der Erstellung des Kochbuches.

Wir widmen unser Werk Herrn Professor Dr. Olaf Adam, der als Nestor der diätetischen Therapie bei entzündlichen rheumatischen Erkrankungen in Deutschland herausragendes für Rheumatiker leistete.

Sven-David Müller und *Christiane Pfeuffer*

Einführung

Als Rheuma bezeichnet man im Volksmund Krankheiten mit Schmerzen in den Bewegungsorganen (Gelenke, Wirbelsäule oder Muskulatur). Etwa jeder zehnte Erwachsene in Deutschland leidet unter den Symptomen. Rheuma ist dabei eine Sammelbezeichnung für mehr als 100 unterschiedliche Erkrankungen. Ihnen allen ist der Schmerz der Bewegungsorgane und eine eingeschränkte Beweglichkeit der Gelenke gemein. Zudem kommt es zu Schwellungen und unter Umständen zu teilweisem oder vollständigem Funktionsverlust der betroffenen Körperregionen. Die den Erkrankungen zugrunde liegenden immunologischen Mechanismen sind nur unzureichend bekannt. Neben erblichen Faktoren gelten bakterielle Infektionen, Stress sowie chemikalische und physikalische Einwirkungen als wichtigste Auslöser für Erkrankungen des rheumatischen Formenkreises. Für die Reaktionen, die bei entzündlichen rheumatischen Erkrankungen auftreten, sind die sogenannten Eicosanoide und Zytokine als Vermittler der Entzündung (= Entzündungsmediatoren) wesentlich mitverantwortlich.

Rheuma ist keine »Alte-Leute-Krankheit«, ganz im Gegenteil: Jeder zweite Rheumatiker ist unter 35 Jahre alt.

Verschiedene Formen von »Rheuma«

Die häufigsten Formen von Rheuma sind Arthritis, Arthrosen, Weichteilrheumatismus, Wirbelsäulenverschleiß und die chronische Polyarthritis. Aber auch Gicht, die Osteoporose und Morbus Bechterew zählen zu den Erkrankungen des rheumatischen Formenkreises.

Rheumatische Erkrankungen in der deutschen Bevökerung	
Erkrankung	Betroffene
Arthritis/Arthrosen (Verschleißerkrankungen des Gelenkknorpels)	5 Mio.
Weichteil-Rheumatismus (Muskulatur)	1,6 Mio.
Chronische Polyarthritis (Entzündungen in mehreren Gelenken)	1 Mio.
Morbus Bechterew (Versteifung der Wirbelsäule)	800 Tsd.

Therapie

Die medikamentöse Therapie erfolgt in erster Linie auf die Beschwerden bezogen. Die am häufigsten eingesetzten antirheumatischen Medikamente, die nicht steoridalen Antirheumatika, Cortison und Basistherapeutika richten sich vorrangig gegen die Entzündung. Sie wirken zusätzlich unterschiedlich stark gegen den Rheumaschmerz. Nachteil dieser Medikamente stellen die relativ häufig auftretenden unerwünschten Wirkungen (Nebenwirkungen) teils schwerwiegender Natur sowie Kontraindikationen dar, die den Einsatz bei bestimmten Patienten verbieten.

Hilfe zur Selbsthilfe bietet die Selbsthilfeorganisation der Rheumatiker, die sich als Deutsche Rheumaliga e.V. präsentiert. Mehr als 175 000 Rheumatiker sind Mitglied der Deutschen Rheumaliga, die nahezu in jeder Ortschaft über Selbsthilfegruppen verfügt.

Grundlagen der Ernährungstherapie

Ernährungstherapie statt Medikamentenbehandlung – davon träumen viele Rheumatiker, die mit Nebenwirkungen zu kämpfen haben, oder die trotz Medikation unter starken Schmerzen leiden. Die richtige Ernährungsweise sowie die regelmäßige Krankengymnastik können die medikamentöse Rheumatherapie nicht ersetzten. Sie bringen jedoch allen Betroffenen eine nebenwirkungsfreie Unterstützung im Kampf gegen eine schmerzhafte, chronische Krankheit.

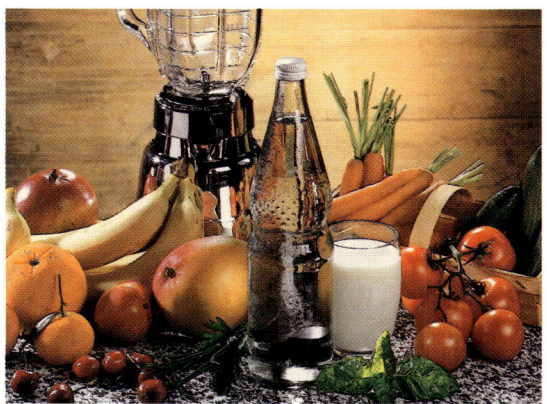

Erkrankungen des rheumatischen Formenkreises sind zwar keine ernährungsbedingten Erkrankungen wie Adipositas, Gicht oder Diabetes mellitus Typ 2. Doch bereits Hippokrates beschrieb Beziehungen zwischen der Ernährung und dem Erkrankungsverlauf bei rheumatischen Erkrankungen.

Die reichliche Aufnahme von Obst und Gemüse, ergänzt durch richtiges Trinken (z. B. Mineralwasser) und den Verzehr fettarmer Milchprodukte, sind die Grundlagen der Ernährungstherapie bei Rheuma.

Die primär chronische Polyarthritis ist eine immunologisch bedingte rheumatische Erkrankung, die auf eine Ernährungstherapie anspricht. Grundsätzlich lässt sich feststellen, dass Patienten, die unter einer primär chronischen Polyarthritis leiden, ihre Beschwerden verringern und gegebenenfalls Medikamente einsparen können, wenn sie wenig fettreiche tierische Nahrungsmittel, dafür vorwiegend pflanzliche Nahrungsmittel, reichlich Fisch (mindestens drei- bis viermal wöchentlich) essen und zusätzlich antioxidative Vitamine sowie Mineralstoffe und Omega-3-Fettsäuren einnehmen.

In einer Umfrage gaben 61 von 140 befragten Rheumatikern an, dass der Genuss von Fleisch- und Wurstwaren zu einer Verschlimmerung der Rheumabeschwerden führe. 27 gaben an, dass diese Verschlechterung durch tierische Fette und Milchprodukte hervorgerufen würde. Eine Besserung glaubten dagegen 40 Rheumatiker nach pflanzlicher Kost, 36 nach Fasten, 57 nach einer Kost mit hohem Rohkostanteil und 17 unter anderem nach dem Genuss von pflanzlichen Fetten beobachtet zu haben.

Nur entzündliche rheumatische Erkrankungen sind ernährungstherapeutisch behandelbar. Dennoch nützt eine gesunde, bedarfsgerechte Kost allen Rheumatikern. Die Ernährungstherapie lässt sich leicht nach intensiver Beratung durch qualifizierte Diätassistenten oder Diplom Oecotrophologen umsetzen.

Übergewicht: Der Feind des Rheumatikers

Sehr viele Rheumapatienten haben Übergewicht. Doch jedes Kilo zu viel belastet den Bewegungsapparat. Eine dauerhafte Gewichtsreduktion ist für den übergewichtigen Rheumatiker daher der erste und wichtigste Schritt zur Schmerzreduktion.

Das Körpergewicht wird heute anhand des sogenannten Körpermassenindex (Body-Mass-Index, BMI) bewertet. Dieser berechnet sich aus dem Körpergewicht im Verhältnis zur Körpergröße in Quadrat. Sie können Ihren Body-Mass-Index aus der Grafik auf Seite 11 leicht ablesen und somit auf einen Blick feststellen, ob Ihr Körpergewicht im grünen, gelben oder roten Bereich liegt. Bilden Sie dafür den Schnittpunkt aus Ihrer Körpergröße und Ihrem Körpergewicht.

Liegt Ihr Gewicht im grünen Bereich?

Body-Mass-Index (BMI)

Körpergewicht in Kilogramm (y-Achse) / **Körperlänge in Metern** (x-Achse)

kg \ m	1.36	1.40	1.44	1.48	1.52	1.56	1.60	1.64	1.68	1.72	1.76	1.80	1.84
100	54 53 51	50 48 47	46 44 43	42 41 40	39 38 37	36 35 35	34 33 32	32 31 30	30				
99	54 52 51	49 48 46	45 44 43	42 41 40	39 38 37	36 35 34	33 33 32	31 31 30	29				
98	53 51 50	49 47 46	45 44 42	41 40 39	38 37 36	36 35 34	33 33 32	31 30 30	29				
97	52 51 49	48 47 46	44 43 42	41 40 39	38 37 36	35 34 33	33 32 32	31 30 29	29				
96	52 50 49	48 46 45	44 43 42	40 39 38	37 37 36	35 34 33	32 32 31	30 30 29	28				
95	51 50 48	47 46 45	43 42 41	40 39 38	37 36 35	34 34 33	32 31 31	30 29 29	28				
94	51 49 48	47 45 44	43 42 41	40 39 38	37 36 35	34 33 32	32 31 30	30 29 28	28				
93	50 49 47	46 45 44	42 41 40	39 38 37	36 35 35	34 33 32	31 31 30	29 29 28	27				
92	50 48 47	46 44 43	42 41 40	39 38 37	36 35 34	33 33 32	31 30 30	29 28 28	27				
91	49 48 46	45 44 43	42 40 39	38 37 36	36 35 34	33 32 31	31 30 29	29 28 27	27				
90	49 47 46	45 43 42	41 40 39	38 37 36	35 34 33	33 32 31	30 30 29	28 28 27	27				
89	48 47 45	44 43 42	41 40 39	38 37 36	35 34 33	32 32 31	30 29 29	28 27 27	26				
88	48 46 45	44 42 41	40 39 38	37 36 35	34 34 33	32 31 30	30 29 28	28 27 27	26				
87	47 46 44	43 42 41	40 39 38	37 36 35	34 33 32	31 31 30	29 29 28	27 27 26	26				
86	46 45 44	43 41 40	39 38 37	36 35 34	34 33 32	31 30 30	29 28 28	27 26 26	25				
85	46 45 43	42 41 40	39 38 37	36 35 34	33 32 31	30 29 29	28 27 27	26 26 25					
84	45 44 43	42 41 39	38 37 36	35 34 33	33 32 31	30 29 28	28 27 27	26 25 25					
83	45 44 42	41 40 39	38 37 36	35 34 33	32 31 30	29 29 28	27 27 26	26 25 25					
82	44 43 42	41 40 38	37 36 35	35 34 33	32 31 30	30 29 28	28 27 26	26 25 25	24				
81	44 43 41	40 39 38	37 36 35	34 33 32	32 31 30	29 28 28	27 26 26	25 25 24					
80	43 42 41	40 39 38	37 36 35	34 33 32	31 30 30	29 28 28	27 26 26	25 25 24	24				
79	43 41 40	39 38 37	36 35 34	33 32 32	31 30 29	29 28 27	27 26 26	25 24 24	23				
78	42 41 40	39 38 37	36 35 34	33 32 31	30 30 29	28 28 27	26 26 25	25 24 24	23				
77	42 40 39	38 37 36	35 34 33	32 32 31	30 29 28	28 27 26	26 25 25	24 24 23	23				
76	41 40 39	38 37 36	35 34 33	32 31 30	30 29 28	28 27 26	26 25 24	24 23 23	22				
75	41 39 38	37 36 35	34 33 32	32 31 30	29 28 28	27 26 26	25 24 24	23 23 22	22				
74	40 39 38	37 36 35	34 33 32	31 30 29	29 28 27	27 26 26	25 24 24	23 23 22	22				
73	39 38 37	36 35 34	33 32 32	31 30 29	28 27 27	26 26 25	25 24 23	23 22 22	22				
72	39 38 37	36 35 34	33 32 31	30 30 29	28 27 27	26 26 25	24 24 23	23 22 22	21				
71	38 37 36	35 34 33	32 31 30	29 28 28	27 26 26	25 25 24	23 23 22	22 21 21	21				
70	38 37 36	35 34 33	32 31 30	29 28 27	27 26 25	25 24 24	23 22 22	21 21 21	20				
69	37 36 35	34 33 32	31 30 29	28 28 28	27 26 25	24 24 23	23 22 22	21 21 20	20				
68	37 36 35	34 33 32	31 30 29	28 28 27	27 26 25	25 24 24	23 22 22	21 21 20	20				
67	36 35 34	33 32 31	31 30 29	28 27 26	26 25 24	24 23 22	22 21 21	20 20 19					
66	36 35 34	33 32 31	30 29 29	28 27 26	26 25 25	24 23 23	22 22 21	21 20 20	19				
65	35 34 33	32 31 30	30 29 28	27 27 26	25 25 24	24 23 22	22 21 21	20 20 19					
64	35 34 33	32 31 30	29 28 28	27 26 26	25 24 24	23 22 22	21 21 20	20 19 19					
63	34 33 32	31 30 29	28 28 27	26 25 25	24 24 23	22 22 21	21 20 20	19 19 18					
62	34 33 32	31 30 29	28 28 27	26 25 25	24 23 22	22 21 21	20 20 20	19 19 18					
61	33 32 31	30 29 29	28 27 26	26 25 24	24 23 22	22 21 21	20 20 19	19 18 18					
60	32 32 31	30 29 28	27 27 26	25 25 24	23 23 22	22 21 21	20 20 19	19 18 18					
59	32 31 30	29 28 28	27 26 26	25 24 24	23 22 22	21 21 20	19 19 18	18 18 17					
58	31 30 30	29 28 27	26 26 25	24 24 23	23 22 22	21 20 20	19 19 18	18 18					
57	31 30 29	28 27 27	26 25 25	24 23 23	22 22 21	20 20 19	19 18 18	18 17					
56	30 29 29	28 27 26	26 25 24	24 23 22	22 21 21	20 19 19	18 18 18	17 17 17					
55	30 29 28	27 27 26	25 24 24	23 23 22	21 21 20	20 19 19	18 18 18	17 17					
54	29 28 28	27 26 25	25 24 23	23 22 22	21 21 20	19 19 18	18 17 17	17 16 16					
53	29 28 27	26 26 25	24 24 23	22 22 21	21 20 20	19 19 18	18 17 17	16 16 16					
52	28 27 27	26 25 24	24 23 23	22 21 21	20 20 19	19 18 18	18 17 17	16 16 16					
51	28 27 26	25 25 24	23 23 22	21 20 20	19 19 18	18 18 17	17 16 16	16 15 15					
50	27 26 26	25 24 24	23 22 22	21 20 20	19 19 18	18 17 17	17 16 16	15 15 15					
49	26 26 25	24 23 23	22 22 21	20 19 19	18 18 17	17 16 16	15 15 15	14					
48	26 25 24	24 23 23	22 21 21	20 20 19	19 18 17	17 16 16	15 15 15	14 14					
47	25 25 24	23 22 22	21 21 20	19 19 18	18 17 17	16 16 15	15 15 14	14					
46	25 24 23	22 22 22	21 21 20	19 19 18	18 17 16	16 15 15	14 14 14						
45	24 24 23	22 22 21	21 20 19	19 18 18	17 17 16	16 15 15	14 14 14	13					
44	24 23 22	22 21 21	20 19 19	18 18 17	17 16 16	15 15 15	14 14 13	13 13					
43	23 23 22	21 21 20	20 19 19	18 18 17	17 16 16	15 15 15	14 14 14	13 13 13					
42	23 22 21	21 20 20	19 19 18	18 17 17	16 16 16	15 15 15	14 14 14	13 13 13	12				

Die BMI-Formel:

$$BMI = \frac{\text{Körpergewicht in kg}}{(\text{Körperlänge in m})^2}$$

$$\left(z.B. = \frac{68}{1{,}72 \times 1{,}72} = 23 \right)$$

BMI ab 40
Extremes Übergewicht

BMI 30 - 39
Übergewicht

BMI 26 - 29
Leichtes Übergewicht

BMI 18 - 25
Ihr Gewicht ist ok

BMI 12 - 18
Untergewicht

Quelle: VFED e.V

Körperlänge in Metern

Energiebedarf

Der Energieverbrauch und die Energiezufuhr bestimmen unser Körpergewicht. Liegt der Verbrauch unterhalb der Zufuhr, steigt das Körpergewicht
an, und Sie nehmen zu. Ist das Verhältnis genau umgekehrt – wie das bei
Verminderung der Fettaufnahme der Fall ist – nehmen Sie ab. Übergewicht
ist also ein Bilanzproblem. Im Alter nimmt der Energiebedarf immer weiter
ab. Ab dem 50. Lebensjahr ist mit einer Reduzierung des Bedarfs um zehn
Prozent pro Jahrzehnt zu rechnen.

Bei normalem oder leicht erhöhtem Körpergewicht (BMI = 18 – 29):

Ist-Gewicht in Kilogramm

×	24	= Grundbedarf in Kilokalorien
×	28	= Energiebedarf bei leichtester Tätigkeit
×	30	= Energiebedarf bei leichter Tätigkeit
×	35	= Energiebedarf bei mittlerer Tätigkeit
×	40	= Energiebedarf bei schwerer Tätigkeit

Bei (starkem) Übergewicht (BMI = 30 und mehr):

Ist-Gewicht in Kilogramm

×	22	= Grundbedarf in Kilokalorien
×	24	= Energiebedarf bei leichter Tätigkeit
×	30	= Energiebedarf bei mittlerer Tätigkeit

Beispiel:
Körpergewicht 79 Kilogramm, Größe 164 cm, BMI 29,4, leichte Tätigkeit. Das Körpergewicht liegt im oberen Normbereich. Bei einer leichten
Tätigkeit berechnet sich ein Energiebedarf von 79 x 30 = 2370 Kilokalorien. Führt unsere Musterperson ihrem Körper genau diese Kalori-
enzahl zu, bleibt ihr Gewicht stabil.

Richtig abnehmen bei rheumatischen Erkrankungen

Nach jahrelangen Diskussionen um die richtige Reduktionskost ist klar,
dass insbesondere eine fettarme Ernährung zur Gewichtsabnahme führt.
Ein Gewichtsverlust von 500 Gramm pro Woche ist dabei völlig ausreichend. Die Energiezufuhr bei einer Reduktionskost liegt idealerweise zwischen 1200 und 1800 Kilokalorien. Wichtig ist es, auf die richtige Balance
von Kohlenhydraten, Eiweißen und Fetten zu achten.

● Kohlenhydrate

Die direkte Energieversorgung des Körpers stammt
aus kohlenhydratreichen Nahrungsmitteln wie Ge-
treideprodukten (Vollkornbrot und -brötchen, Vollkornreis, Vollkornnudeln), Gemüsen, Salaten, Kartoffeln, Obst und Zucker. Mit Ausnahme von Zucker und
Weißmehlprodukten sind kohlenhydratreiche Nahrungsmittel relativ kilokalorienarm. Sie sind aber reich
an wertvollen Ballaststoffen und somit ein wichtiger Teil der Ernährung.

Große Fleisch- und Wurstportionen sind nicht nur fettreich, sie erhöhen auch den Arachidonsäurespiegel. Im Gegensatz zu Fett machen Kohlenhydrate kaum dick und enthalten keine Arachidonsäure.

● Eiweiße

Eiweiß wird wissenschaftlich als Protein bezeichnet und ist für unseren Organismus lebensnotwendig. Es dient dem Körper als Baustoff für die Muskulatur, aber auch für die Bildung zahlreicher Hormone und Enzyme.
Rheumatiker sollten ihren Eiweißbedarf über pflanzliche Nahrungsmittel,
fettarme Milchprodukte und insbesondere Fisch decken.

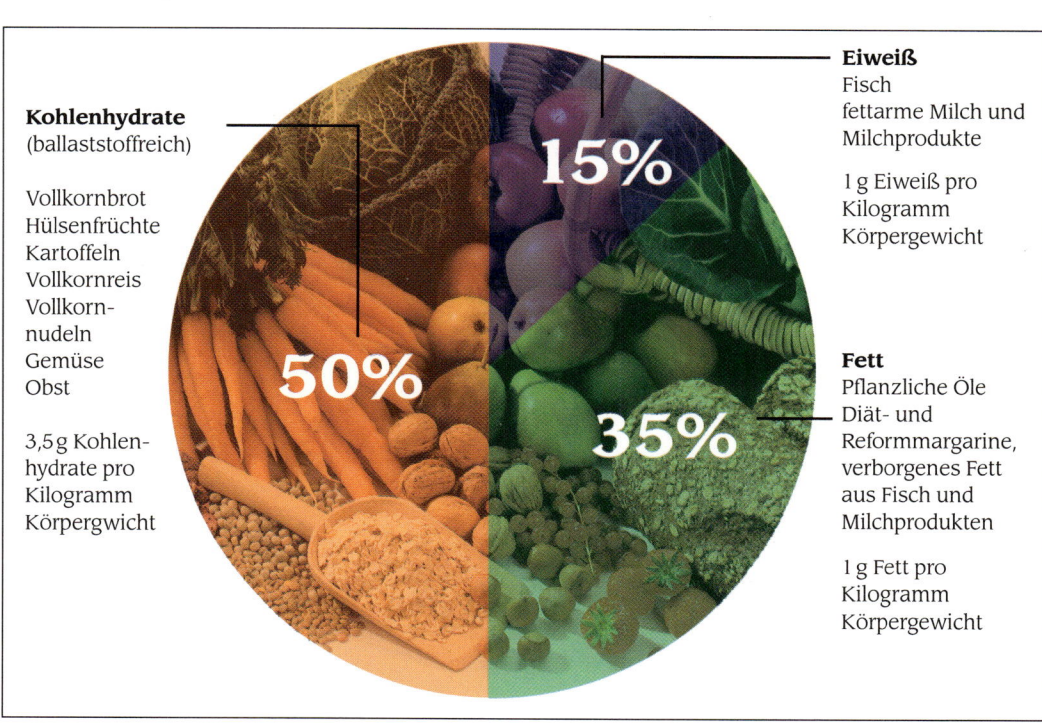

Kohlenhydrate
(ballaststoffreich)

Vollkornbrot
Hülsenfrüchte
Kartoffeln
Vollkornreis
Vollkorn-
nudeln
Gemüse
Obst

3,5 g Kohlen-
hydrate pro
Kilogramm
Körpergwicht

50%

15%

35%

Eiweiß
Fisch
fettarme Milch und
Milchprodukte

1 g Eiweiß pro
Kilogramm
Körpergewicht

Fett
Pflanzliche Öle
Diät- und
Reformmargarine,
verborgenes Fett
aus Fisch und
Milchprodukten

1 g Fett pro
Kilogramm
Körpergewicht

Die ideale Kostzusammensetzung für Rheumatiker ist auch die optimale Ernährung für die ganze Familie.
Quelle: VFED e.V.

● Fette

Fett ist der energiereichste Nährstoff und deswegen weisen Mediziner und Diätassistenten immer wieder ausdrücklich darauf hin, dass Fett fett macht. Rheumatiker sollten ausschließlich hochwertige Vitamin-E-reiche Pflanzenöle und Diät- oder Reformmargarine verwenden. Darüber hinaus profitieren insbesondere die unter Übergewicht leidenden Rheumatiker von einer äußerst sparsamen Verwendung der richtigen Fette.

Richtig trinken bei Rheuma

Jeder Mensch sollte täglich mindestens zwei Liter trinken. Die meisten Getränke haben keinen Einfluss auf das rheumatische Geschehen. Nur Alkohol kann den entzündlichen Prozess verstärken und sollte daher gemieden werden. Rheumatikern ist insbesondere Schwarz-, Kräuter- und Früchtetee, Kaffee (maximal vier Tassen/Tag), vitalstoffreicher Obst- und Gemüsesaft und vor allem Mineralwasser (kalziumreich, > 250 mg/l) zu empfehlen.

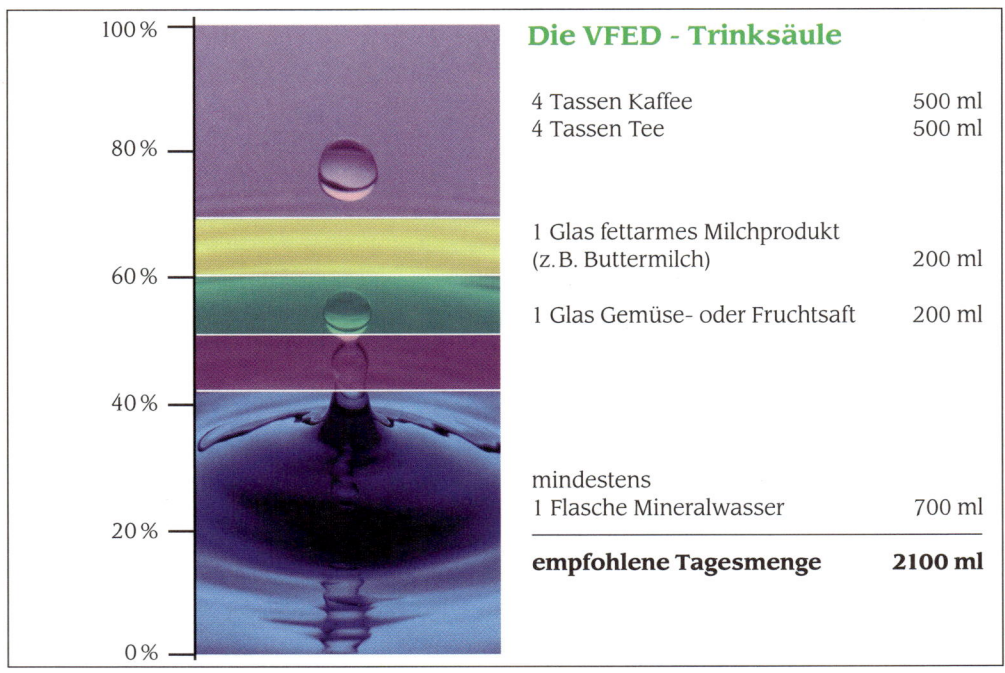

Die VFED - Trinksäule	
4 Tassen Kaffee	500 ml
4 Tassen Tee	500 ml
1 Glas fettarmes Milchprodukt (z.B. Buttermilch)	200 ml
1 Glas Gemüse- oder Fruchtsaft	200 ml
mindestens 1 Flasche Mineralwasser	700 ml
empfohlene Tagesmenge	**2100 ml**

Denken Sie daran, jeden Tag mindestens zwei Liter Flüssigkeit zu sich zu nehmen.

Entzündungsmediatoren

Der »echte« Gelenkrheumatismus ist die primär chronische Polyarthritis. Die Entzündungsprozesse werden durch bestimmte Botenstoffe, die Entzündungsmediatoren (= Entzündungsvermittler), beispielsweise Leukotrien B4, vermittelt. Die Ernährungstherapie dient der Verminderung der aus bestimmten Eicosanoiden gebildeten Entzündungsmediatoren. Eicosanoide sind hormonähnliche Substanzen, die aus mehrfach ungesättigten Fettsäuren mit einer Kettenlänge von 20 Kohlenstoffatomen gebildet werden.

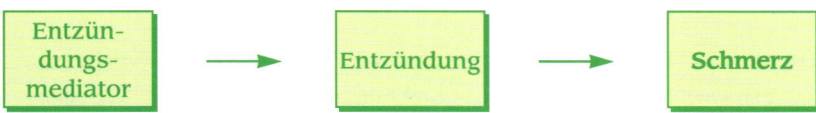

Erkrankungen des rheumatischen Formenkreises stehen in engem Zusammenhang mit entzündlichen Reaktionen des Körpers. Entzündungsmediatoren wiederum sind eng verknüpft mit der Ernährung. Hier sind die antioxidativen Vitamine und Mineralstoffe sowie insbesondere die Fettsäuren hemmend wirksam. Eicosanoide, die aus der mehrfach ungesättigten Fettsäure Arachidonsäure gebildet werden, sind maßgeblich an der Entzündungsreaktion der Gelenke beteiligt.

»Übeltäter« Arachidonsäure

Arachidonsäure ist eine mehrfach ungesättigte Fettsäure, die in jedem Tier, also auch beim Menschen, aus einer pflanzlichen Fettsäure, der Linolsäure, hergestellt wird. Der Mensch nimmt, anders als die meisten anderen Lebewesen, darüber hinaus reichlich Arachidonsäure über tierische Nahrungsmittel auf und erhöht somit den Arachidonsäurepegel. Alle pflanzlichen Lebensmittel hingegen sind arachidonsäurefrei. Je mehr Arachidonsäure aus der Nahrung oder dem Stoffwechsel zur Verfügung steht, desto mehr entzündungsfördernde Eicosanoide werden gebildet. Aus Arachidonsäure wird der Entzündungsmediator Leukotrien B4 gebildet.

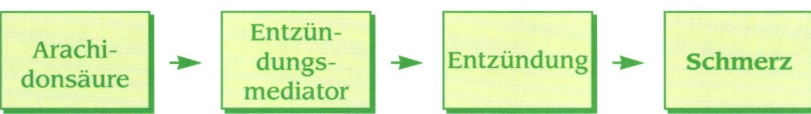

Verringerung der Arachidonsäurekonzentration

Immer wieder ist zu hören und zu lesen, dass Fasten (Nulldiät) bei entzündlichen rheumatischen Erkrankungen, insbesondere der chronischen Polyarthritis, Linderung bringen soll. In akut entzündeten Gelenken von Rheumatikern finden sich die entzündungsauslösenden Eicosanoide Thromboxan A2, Prostaglandin I2 und Leukotrien B4. Sie werden aus Arachidonsäure gebildet. Je mehr davon zur Verfügung steht, desto mehr Eicosanoide werden vom Körper gebildet und desto heftiger wird die Entzündung. Arachidonsäure wird im Körper verstoffwechselt und lagert sich in die Zellwände ein. Bereits nach wenigen Tagen des Fastens oder einer vegetarischen Ernährung verringert sich die Säurekonzentration im Blut.

Wenn Ihr Arzt Ihnen eine Fastenkur empfiehlt, die Sie selbst zu Hause durchführen können oder sollen, handelt es sich um eine Nulldiät über drei bis vier Tage, wobei täglich 2,5 bis 3 Liter kalorienarme, aber mineralstoffreiche Flüssigkeit (Mineralwasser, Molke, Gemüse und Obstsäfte) getrunken werden sollte. Beim Fasten, wie es oftmals im akuten Rheumaschub empfohlen wird, kommt es zu einem starken Abfall der Arachidonsäurekonzentration und dadurch zu einer verminderten Bildung von Entzündungsvermittlern wie Leukotrien B4. Dadurch gehen die Entzündung und der Schmerz zurück. Man führt diesen Effekt auf die fehlende Arachidonsäurezufuhr durch die Nahrung zurück. Der Körper setzt im Fastenzustand wenig Arachidonsäure aus dem Fettgewebe frei. Wird nach dem Fasten wieder »normal« gegessen, kehren die Beschwerden zurück. Eine dauerhafte Besserung hingegen tritt bei überwiegend vegetarischer Kost, unter Einplanung von Fisch und fettarmen Milchprodukten ein.

Arachidonsäurezufuhr

Die durchschnittliche tägliche Arachidonsäureaufnahme liegt in Deutschland nach Adam bei 300 Milligramm. Dem steht ein Verbrauch von nur 0,1 Milligramm gegenüber. Experimentell lässt sich durch eine Verminderung der Arachidonsäurezufuhr eine Abnahme des Arachidonsäurespiegels und eine Minderung der Eicosanoidbildung erzielen. Die Angaben über den Arachidonsäuregehalt in älteren Nährwerttabellen und Nährwertberechnungsprogrammen sind oftmals falsch. Die Angaben für dieses Buch entstammen zumeist den Analysen von Professor Dr. Dr. Olaf Adam.

Arachidonsäuregehalt von Lebensmitteln (mg/100 g)

Tierische Lebensmittel enthalten Arachidonsäure. Je niedriger der Arachidonsäuregehalt, desto besser. Nur Fisch enthält neben der Arachidonsäure auch reichlich gesunde Omega-3-Fettsäuren, die die schädigende Wirkung der Arachidonsäure ausgleicht.

Milch und Milchprodukte		Hühnereier		Leberwurst	230
Milch, 3,5 % Fett	4	1 Hühnerei	70	Salami und	
- 1,5 % Fett	2	Eigelb	297	Cervelatwurst	100
- 0,3 % Fett	0	**Tierische Fette**		**Geflügel**	
Kondensmilch,		Butter	83	Hühnerbrust	112
- 7,5 % Fett	8	Schweine-		Hühnerkeule	190
Saure Sahne,		schmalz	1700	Truthahnbrust	50
- 10 % Fett	11	**Innereien**		Truthahnkeule	150
Schlagsahne,		Kalbsleber	352	**Fische und Meerestiere**	
- 30 % Fett	32	Schweineleber	870	Heilbutt	57
Buttermilch, 1 % Fett	1	Rinderleber	210	Seehecht*	29
Naturjogurt, 3,5 % Fett	4	**Fleisch**		Tunfisch*	280
- 1,5 % Fett	2	Schweinefleisch,		Hering	37
Molke	0	- mager	120	Kabeljau	3
Käse und Quark		Rindfleisch,		Makrele*	120
Camembert,		- mager	70	Gold- und	
- 30 % F.i.Tr.	13	Kalbfleisch,		Rotbarsch*	240
- 45 % F.i.Tr.	22	- mager	53	Sardinen und	
- 60 % F.i.Tr.	34	**Wurst und Schinken**		Sardellen	10
Emmentaler,		Schinken,		Schellfisch	2
- 45 % F.i.Tr.	28	- gekocht	50	Seezunge	23
Tilsiter,		- geräuchert	130	Aal*	120
- 45 % F.i.Tr.	27	Speck	250	Forelle*	30
Speisequark, 20 % Fett	5	Fleischwurst und		Lachs*	300
- mager	0	Würstchen	120	Zander	15

Pflanzliche Lebensmittel enthalten keine Arachidonsäure und sind gut für Sie.

Planzliche Lebensmittel		Sojaprodukte	0	Zucker, Konfitüre und	
Gemüse, Hülsenfrüchte,		Getreide, Mehl,		Honig	0
Kartoffeln und Nüsse	0	Brot, Brötchen,		**Pflanzliche Öle und Fette**	
Obst	0	und eifreie Backwaren	0	Pflanzenöle	0
Reis und		Wasser, Tee, Kaffee,		Margarine	0
eifreie Teigwaren	0	Obstsaft und Limonade	0	Diätmargarine	0

Die enthaltenen Omega-3-Fettsäuren gleichen den Arachidonsäuregehalt aus.
Grünfarbene Schrift = Sehr empfehlenswertes Nahrungsmittel

Richtige Ernährung bei Rheuma

Die richtige Ernährung kann bei den entzündlichen Erkrankungen aus dem rheumatischen Formenkreis die Entzündungsaktivität günstig beeinflussen und Schmerzen reduzieren.

Fleisch, Wurst und Käse sind nicht verboten

Auch wenn viele tierische Produkte die für Rheumatiker schädliche Arachidonsäure enthalten, gilt der Satz: »Die Dosis macht, dass ein Ding ein Gift sei«. Dieser von Paracelsus stammende Ausspruch lässt sich für Rheumatiker wie folgt interpretieren: Essen Sie maximal ein bis zwei kleine Fleischmahlzeiten (100 Gramm Rohgewicht an Fleisch) pro Woche und meiden Sie Innereien. Wurst sollte nur einmal pro Woche auf dem Speiseplan stehen. Zweimal pro Woche dürfen Sie Käse essen. Wählen Sie einen Käse mit maximal 30 Prozent Fett (F.i.Tr.) aus.

Egal ob Wurst oder Käse: mehr als eine Scheibe sollte es nicht sein. Aus diesem Grunde finden Sie im Rezeptteil vielfältige Anregungen für arachidonsäurearme Brotaufstriche.

Lactovegetabile Kost

Patienten mit entzündlichen rheumatischen Erkrankungen können ihre Therapie mit einer lacto-vegetarischen Kost, die Fisch einschließt und reich an Kalzium, antioxidativen Vitaminen und Omega-3-Fettsäuren ist, aktiv und wirksam unterstützen. Das Wort »lacto« steht für Milch und Milchprodukte. Das Wort »vegetarisch« für Lebensmittel pflanzlichen Ursprungs. Diese Ernährung besteht also zum größten Teil aus pflanzlichen Lebensmitteln, lässt außerdem Milch und Milchprodukte fettarmer Art und Fisch zu. Zwar enthält auch Fisch Arachidonsäure, doch fällt dies durch die großen Vorteile, die Fisch für die Ernährung bei Rheuma hat, nicht ins Gewicht. Fleisch, Eier und fettreiche Milchprodukte werden weitgehendst ausgeklammert. Für die entzündlichen Formen des Rheumatismus ist diese Ernährungsweise Grundlage jeder erfolgreichen Therapie, denn die pflanzenbetonte Kost enthält in der Regel nicht mehr als 50 Milligramm Arachidonsäure pro Tag. Bei herkömmlicher Ernährung werden dem Körper dagegen täglich zwischen 200 und 400 Milligramm Arachidonsäure zugeführt.

Einfluss von mehrfach ungesättigten Fettsäuren

Die Bildung von Arachidonsäure aus Linolsäure ist beim Menschen gering, sodass der Arachidonsäure-Pool von der Arachidonsäurezufuhr über die Nahrung abhängig ist. Alle mehrfach ungesättigten Fettsäuren sind Hemmstoffe der körpereigenen Arachidonsäuresynthese. Die Regulierung der Arachidonsäuresynthese ist genau geregelt und insbesondere abhängig von der Arachidonsäurezufuhr. Eine Verminderung der Arachidonsäurezufuhr führt also nicht zu einer Steigerung der Bildung von Arachidonsäure aus anderen mehrfach ungesättigten Fettsäuren. Bei einer vegetarischen Ernährung wirkt sich neben der Arachidonsäurearmut auch der hohe Gehalt an mehrfach ungesättigter Linolsäure positiv aus. Reich an Linolsäure sind die pflanzlichen Fette Leinöl, Rapsöl und Sojaöl.

> *Jede rein pflanzliche Mahlzeit senkt den Arachidonsäurespiegel im Körper und vermindert somit die Entzündungen und den Schmerz.*

Alpha-Linolensäure und Dihomo-Gamma-Linolensäure

Einige Pflanzenöle (Soja-, Raps-, Weizenkeim-, Walnuss- und Leinöl) enthalten die Omega-3-Fettsäure Alpha-Linolensäure, die im Körper zu Eicosapentaensäure aufgebaut werden kann. Die Eicosapentaensäure hat große strukturelle Ähnlichkeiten zur Arachidonsäure und hemmt dadurch die Synthese von Arachidonsäure und die Bildung von Entzündungsmediatoren im Körper. Zudem wird die Bildung von Eicosanoiden gehemmt.

Positive Wirkungen hat auch die Dihomo-Gamma-Linolensäure, da sie Arachidonsäure aus den Membranlipiden verdrängt. Die Vorstufe Gamma-Linolensäure gelangt insbesondere über Nachtkerzenöl oder Borretschöl in den Körper. Dort wird die Gamma-Linolensäure durch Kettenverlängerung zur Dihomo-Gamma-Linolensäure. Mit der üblichen Kost wird eine nur verschwindend geringe Menge (nur 0,01 bis 0,02 Gramm) der beiden Fettsäuren aufgenommen. Therapeutische Effekte in der Entzündungshemmung sind jedoch erst zu erwarten, wenn täglich zwei bis drei Gramm zugeführt werden (Supplementierung). Die Wirkung ist der der Eicosapentaensäure gleichwertig.

> *Fettsäuren steuern die Entzündung. Omega-3-Fettsäuren sind entzündungshemmend und Arachidonsäure ist entzündungsfördernd.*

Fisch bei Rheuma

Fisch ist, obwohl er Arachidonsäure enthält, sehr gut für die »Rheuma-
küche« geeignet. Er enthält zum Ausgleich die entzündungshemmenden
Omega-3-Fettsäuren, die die Bildung von Arachidonsäure im Stoffwechsel
wieder reduzieren.

Omega-3-Fettsäuren: Gegenspieler der Arachidonsäure

In Fischölen kommen verschiedene langkettige Omega-3-Fettsäuren vor.
Die wichtigsten sind die Docosapentaensäure, die Docosahexaensäure
und die Eicospentaensäure. Im Gegensatz zur Arachidonsäure wirken sich
Omega-3-Fettsäuren positiv auf die Entzündungssi-
tuation aus (insbesondere Eicosapentaensäure), da
sie die Umwandlung der Arachidonsäure zu Eicosanoiden mindern und damit schließlich Entzündungsmediatoren hemmen. Dieser Prozess braucht aller-
dings einige Tage bis Wochen Zeit. Eine Kost, die arm
an Arachidonsäure und reich an Omega-3-Fettsäuren
ist, hemmt die Entzündungsreaktionen der Gelenke
(auch bei chronisch entzündlichen Darmerkrankun-
gen, multipler Sklerose sowie anderen entzündlichen
Erkrankungen wird eine solche Ernährungsweise als
wirksam beschrieben). Fischöle hemmen die Bildung der entzündungsun-
terhaltenden bzw. -auslösenden Eicosanoide ebenso wie das antioxidativ
wirksame Vitamin E. Je geringer die Arachidonsäureaufnahme mit der
Nahrung ist, desto effektiver hemmt die Eicosapentaensäure die Bildung
von Entzündungsmediatoren.

*Bereits 1930 führten Untersu-
chungen an Eskimos zu der
Erkenntnis, dass entzündliche
rheumatische Erkrankungen
bei diesen Menschen außeror-
dentlich selten sind. Diese Fest-
stellung lässt sich direkt auf die
fischreiche Ernährung der
Eskimos zurückführen.*

Fischfettsäuren und Fischölkapseln

Fischfettsäuren verdrängen Arachidonsäure aus Phospholipiden. Sie verringern – wie auch Antioxidanzien – die Bildung von Eicosanoiden durch
Hemmung der Cyclooxygenase und der Lipoxygenase. In klinischen Studien haben sich Fischölfettsäuren als wirksame Therapeutika bei chronischer Polyarthritis erwiesen. Die Wirkung einer arachidonsäurearmen Kost
wird durch die gleichzeitige Verabreichung von Fischfettsäuren verstärkt.

Fischölpräparate			
Präparat	**Hersteller**	**Vitamin-Zusätze**	**Status**
Ameu	Omega-Pharma		Arzneimittel
Eucosapen	Nycomed		Arzneimittel
Bilatin-Omega-Fischölkapseln	Stada (AMP)		Arzneimittel
Efamol bi-o-mer-Kapseln	ASTA-Pharma		Arzneimittel
Biofrid-Lachsöl-Kapseln	Biofrid	53 IE Vitamin D 53 IE Vitamin A	Diätetisches Lebensmittel

Unter einer arachidonsäurearmen Kostform und Verabreichung von Fischölkapseln (Arzneimittelqualität!) kam es in verschiedenen Studien zu einer Schmerz- und Schwellungsverminderung der Gelenke, geringerer Morgensteifigkeit und größerer Griffstärke. Der Zustand des Patienten

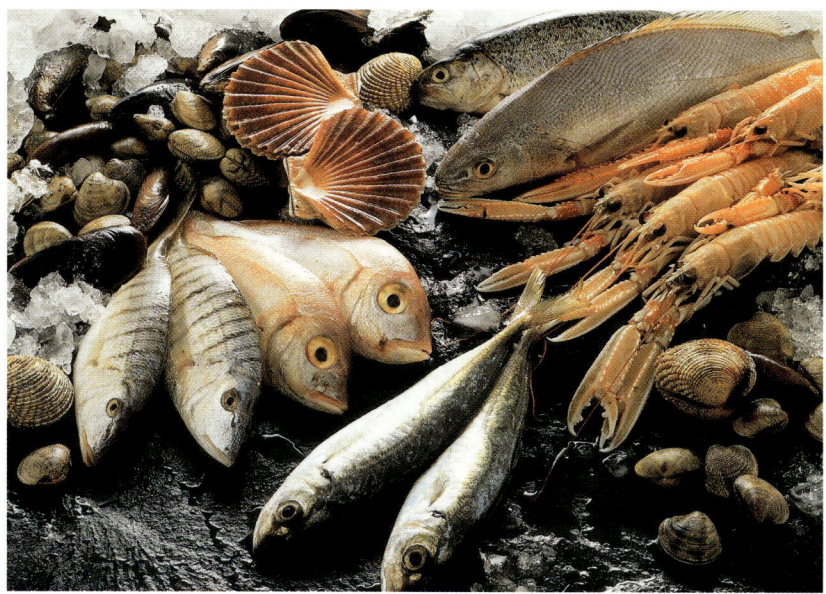

Besonders reich an entzündungshemmenden Fischölen sind Hering, Lachs, Makrele, Tunfisch, Sardine, Goldbarsch, Aal, Karpfen, Forelle, Heilbutt und Zander. Aber auch alle anderen Fische und Meerestiere enthalten wertvolle Omega-3-Fettsäuren.

besserte sich deutlich und die Medikation konnte teilweise vermindert werden. Wurde die Ernährung wieder auf eine herkömmliche arachidonsäurereiche Kost umgestellt, traten die Symptome wieder auf. Die Ernährungstherapie bei entzündlichen rheumatischen Erkrankungen muss also, um erfolgreich sein zu können, dauerhaft eingehalten werden. Wenn Sie Ihren Bedarf an Omega-3-Fettsäuren über die Nahrung aufnehmen wollen, müssen Sie pro Tag zwei Portionen Seefisch zu sich nehmen. Je öfter Fisch auf Ihrem Speiseplan steht, desto geringer kann die Dosierung der Fischölkapseln ausfallen. Dabei ist es für die Wirkung unerheblich, ob Sie den Fisch warm oder kalt (z. B. als Tunfischsandwich) essen.

Zur Behandlung entzündlicher rheumatischer Erkrankungen sind nur Fischölkapseln geeignet, die Arzneitmittelqualität aufweisen. Um eine optimale Wirkung zu gewährleisten, muss das Haltbarkeitsdatum unbedingt beachtet werden. Es sei ausdrücklich betont, dass Lebertran und Lebertrankapseln nicht mit Fischölkapseln gleichgesetzt werden können, da diese bis zu einem Drittel mehr Omega-3-Fettsäuren enthalten.

Omega-3-Fettsäuren helfen Rheumatikern

In einer Studie wurde Patienten mit entzündlichen rheumatischen Erkrankungen 2,7 Gramm Eicosapentaensäure und 1,8 Gramm Docosahexaensäure täglich verabreicht. Eine Reihe von klinischen Parametern besserten sich unter diesen Bedingungen deutlich. Insbesondere kam es zu einer besseren Beweglichkeit der von Rheuma befallenen Gelenke und einem Rückgang der morgendlichen Steife in den kleinen Fingergelenken. Gleichzeitig konnte die Rückbildung von Entzündungsparametern einschließlich einer Abnahme bestimmte entzündliche Gewebsreaktionen begünstigender Leukotriene gemessen werden. In anderen Untersuchungen, die täglich zehn Gramm Fischöl einschlossen, zeigte sich, dass der Bedarf an Medikamenten (insbesondere nicht steroidaler Antiphlogistica = kortisonfreie entzündungshemmende Medikamente) deutlich sank und die Entzündungen zurückgingen. Zu den gebräuchlichsten nicht steroidalen Antiphlogistica gehören Acethylsalicylsäure, Indometacin, Diclofenac und Ibuprofen. Auch Kortison wird als entzündungshem-

Die für die Behandlung von Rheumatikern erforderliche Fischölmenge erfordert entweder täglich mindestens zwei Fischportionen oder die Einnahme von Fischölkapseln, die der Arzt verordnet.

mendes Medikament häufig bei entzündlichen rheumatischen Erkrankungen eingesetzt. Zudem verordnet der Rheumatologe oft noch andere Medikamente,
die er als Basismedikamente zusammenfasst. Dazu
gehören Goldpräparate, Methotraxat, Sulfasalazin,
Azathioprin, Penicillamin und Chloroquin.

> *Der Verzicht auf arachidonsäu-
> rereiche Nahrungsmittel und
> die reichliche Zufuhr von
> Omega-3-Fettsäuren helfen
> Ihnen, weniger Medikamente
> einnehmen zu müssen.*

Sogenannte Rheumadiäten

Kostformen, die lange Zeit bei entzündlichen rheumatischen Erkrankungen angeraten wurden und die nicht arachidonsäurearm und reich an hoch
ungesättigten Fettsäuren waren, halten einer klinischen Prüfung nicht
stand. Häufig wurde in der Vergangenheit fälschlicherweise empfohlen, auf
Obst, rotes Fleisch, Molkereiprodukte, Gewürze und konservierungsstoff-
haltige Lebensmittel zu verzichten. Eine exakte Studie zeigt jedoch eindeu-
tig, dass diese Ernährungsempfehlungen für Rheumatiker wertlos sind.

Nahrungsmittelunverträglichkeit und Entzündungen

Manche Rheumatiker berichten über eine Verstärkung der Schmerzen
nach dem Verzehr bestimmter Lebensmittel, etwa Nüsse, Getreidepro-
dukte, Schweinefleisch oder Milch. Diese Unverträglichkeiten treten nicht
bei jedem auf, wenn doch, muss auf das Lebensmittel verzichtet werden.

Fasten und Nulldiät

Zahlreiche Studien zeigen, dass Fasten bei Patienten mit chronischer Polyarthritis oft eine überraschende Besserung bringt. Das Fasten wird meist
als Nulldiät (ohne Kalorienzufuhr) bei einer täglichen Flüssigkeitsaufnahme
(kalorienfrei) von mindestens 2,5 Liter durchgeführt. Besser ist ein protein-
modifiziertes »Saftfasten« (ein bis zwei Liter Gemüse- oder Fruchtsaft plus
50 Gramm biologisch hochwertiges Protein aus fettarmen Milchprodukten).
Eine Besserung stellt sich meist innerhalb weniger Tage ein. Wird im An-
schluss normal gegessen, verschlechtert sich der Zustand wieder. Wird aber
nach dem Fasten eine fettarme vegetarische Ernährung mit Milchprodukten und Fisch eingehalten, bleiben die entzündlichen Prozesse reduziert.

Wie Fasten wirkt

Beim Fasten geht innerhalb von zwei Tagen die Eicosanoidsynthese auf rund ein Drittel des Ausgangswertes zurück. Ursächlich dafür könnte ein Abfall des Arachidonsäurespiegels sein. Der Abfall ist ursächlich mit der fehlenden Arachidonsäurezufuhr über die Nahrung verbunden. In einer Studie über das Fasten konnte sowohl bei den Laborwerten als auch bei den Beschwerden eine deutlich positive Wirkung nachgewiesen werden.

> *Während des Fastens verringert sich das Körpergewicht, dieser positive Effekt lässt sich durch eine langfristige Ernährungsumstellung erhalten.*

Schutz vor Oxidation und Entzündungen

Die Prozesse, die der verstärkten Bildung von Entzündungsvermittlern zugrunde liegen, werden auch durch antioxidative Vitamine und antioxidativ wirkende Enzymsysteme beeinflusst. Zur Bildung dieser Enzyme sind die Spurenelemente Eisen, Zink und Selen nötig. Eine optimale Versorgung des Körpers mit den Vitaminen A, E und C sowie den Spurenelementen Selen und Zink vermindert die Bildung von Entzündungsmediatoren. Infolge der chronischen Entzündungen bei entzündlichen rheumatischen Erkrankungen ist der Bedarf an Antioxidanzien bei Rheumatikern deutlich höher als bei Gesunden. 50 bis 60 Prozent der Patienten mit entzündlichen Rheumakrankheiten (chronische Polyarthritis) sind unzureichend mit Vitamin E versorgt. Studien zeigen, dass der gesteigerte Antioxidanzienbedarf nicht allein über die Ernährung gedeckt werden kann. Die Einnahme von Vitamin- und Mineralstoffpräparaten als zusätzliche Arzneimittel ist scheinbar dringend erforderlich. Eine entzündungshemmende Wirkung kommt dabei Vitamin C, Selen und Zink zu.

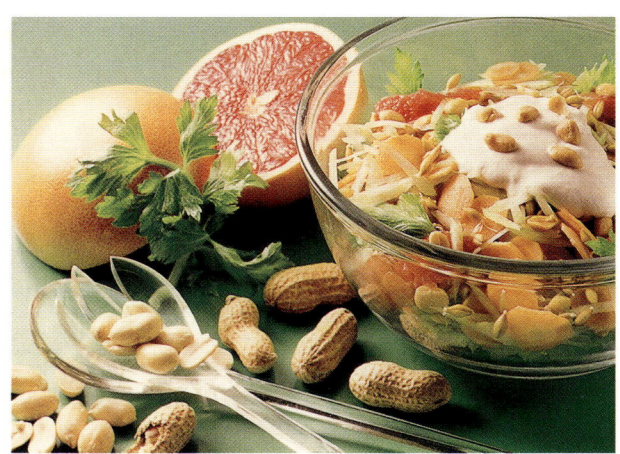

Ein frischer, knackiger Rohkostsalat mit Grapefruit, Getreidekeimlingen, etwas Sonnenblumenöl, Möhrenscheiben und einer Hand voll Erdnüsse ist eine wahre Vitaminbombe (Provitamin A, Vitamin C, Vitamin E).

Vitamin E

Vitamin E aus Nahrungsmitteln ist signifikant wirksamer als synthetisches Vitamin E. Daher sollten Rheumatiker Vitamin-E-Präparate wählen, deren Ursprung natürlich ist, also aus Nahrungsmitteln gewonnen wurde. Vitamin E ist fettlöslich und hemmt die Bildung der Arachidonsäure sowie die Bildung von Entzündungsmediatoren. Auch wirkt es über andere immunologische Prozesse der Entzündung entgegen. Bei Rheumatikern sind die Vitamin-E-Plasmaspiegel deutlich verringert (etwa 50 bis 60 Prozent). Patienten mit entzündlichen rheumatischen Erkrankungen sind in der Regel mit Vitamin E unterversorgt. In Studien hat sich herausgestellt, dass mindestens 30 Prozent der Rheumatiker mit chronischer Polyarthritis Vitamin-E mangelversorgt sind. Dies begründet den Sinn einer Substitutionstherapie mit Vitamin E in Form von Medikamenten zusätzlich. Bei entzündlichen Gelenkprozessen entsteht ein lokaler Vitamin-E-Mangel. Der Vitamin-E-Gehalt der Gelenkflüssigkeit weist oftmals drastisch erniedrigte Konzentrationen gegenüber der Konzentration im Blut auf, etwa um vier Fünftel vermindert. Und auch die Blutkonzentration ist im Vergleich zum Gesunden häufig deutlich erniedrigt.

> *Rheumatiker benötigen mehr als 33-mal so viel Vitamin E wie Gesunde. Um ausreichend Vitamin E aufzunehmen, sollten Rheumatiker vom Arzt Vitamin-E-Präparate verordnet bekommen. Natürliche Vitamin-E-Quellen sind dabei synthetischem Vitamin E vorzuziehen.*

Aus einem Vitamin-E-Mangel resultiert zwangsläufig ein verminderter Schutz gegen den erhöhten oxidativen Stress im entzündeten Gelenk. Dies führt zu einer verstärkten Zerstörung von Zellen und Gewebe (beispielsweise Knorpel). Die zerstörten Zellen und das Gewebe wiederum verursachen eine Zunahme der Entzündung. Ein Teufelskreis beginnt. In einer Vielzahl von wissenschaftlichen Studien zeigte sich, dass unter Vitamin-E-Gabe die Ruhe-, Dauer- und Bewegungsschmerzen zurückgingen, die Beweglichkeit verbessert wurde, die Griffstärke zunahm, die Morgensteifigkeit abnahm und die schmerzfreie Gehzeit ver-

Vitamin-E-reiche Lebensmittel

100 Gramm Lebensmittel enthalten:

Weizenkeimöl	174,5 mg
Diät-/Reformmargarine	65 mg
Sonnenblumenöl	62,5 mg
Distelöl	44,5 mg
Sonnenblumenkerne	37,8 mg
Maiskeimöl	33,8 mg
Traubenkernöl	31,9 mg
Haselnüsse	26,3 mg
Mandeln	26,1 mg

längert werden konnte. Die in Studien verabreichte Vitamin-E-Dosis lag zwischen 500 und 1200 IE Alpha-Tocopherol pro Tag. Die Ergebnisse waren im allgemeinen positiv. Eine prinzipielle Gabe von 300 bis 600 IE Alpha-Tocopherol ist notwendig. Bei Arthrosen scheint eine Substitution von 800 bis 1200 IE Alpha-Tocopherol erforderlich und therapeutisch wirksam.

Vitamin C und Vitamin A

Vitamin C schützt Vitamin E vor der Oxidation. Oxidation ist die schädliche Veränderung beispielsweise von Zellen, fettlöslichen Vitaminen oder mehrfach ungesättigten Fettsäuren durch Sauerstoffeinfluss. Das Vitamin C im Zitronensaft beispielsweise hemmt die Oxidation des Apfels; er wird nicht braun. Täglich sollten über Nahrungsmittel oder Tabletten insgesamt mindestens 200 Milligramm Vitamin C aufgenommen werden.

Auch Vitamin A schützt vor Oxidation. Der tägliche Bedarf beträgt 0,8 bis 1,8 Milligramm. Bei Rheumatikern findet sich häufig ein erniedrigter Vitamin-A-Spiegel. Eine Vitamin-A-Substitution lässt sich aus den bisher vorliegenden Studien dennoch nicht ableiten.

Vitamin-C-reiche Lebensmittel		Vitamin-A-reiche Lebensmittel	
100 Gramm Lebensmittel enthalten:		100 Gramm Lebensmittel enthalten:	
Hagebuttenmark	2060 mg	Kalbsleber, gegart	25949 µg
Schwarze Johannisbeere	189 mg	Schweineleber, gegart	20978 µg
Rote Paprika, roh	140 mg	Kalbsleberwurst	5355 µg
Grüne Paprika, roh	139 mg	Aprikose, getrocknet	1589 µg
Fenchel, roh	93 mg	Möhre, roh	1574 µg
Papaya	82 mg	Hühnerei, Eigelb	886 µg
Blumenkohl, roh	73 mg	Aal, gegart	812 µg
Kiwi	71 mg	Fenchel, roh	783 µg
Erdbeere	65 mg	Blattspinat, roh	781 µg
Kohlrabi, roh	64 mg	Grünkohl, gegart	699 µg
Broccoli, gegart	61 mg	Butter	653 µg
Blattspinat, roh	52 mg	Feldsalat	650 µg
Orangensaft	51 mg	Margarine, pflanzlich	608 µg
Rosenkohl, gegart	50 mg	Eisbergsalat	600 µg

Spurenelemente

Kupfer, Selen und Zink sind Bestandteile von vielen Enzymen und spielen eine wichtige Rolle in der Entzündungsabwehr. Oftmals ist bei entzündlichen rheumatischen Erkrankungen der Zink-, Selen- und der Kupferspiegel erniedrigt.

Zink ist vorwiegend in tierischen Nahrungsmitteln, insbesondere Fleisch, enthalten. Um ausreichend Zink aufzunehmen, sollten Rheumatiker sich deshalb vom Arzt Zinkpräparate verordnen lassen. Organische Zinkverbindungen wie Zink-glukonat, Zinkorotat, Zinkhistidin oder Zinkaspartat sind dabei den anorganischen Zinkverbindungen wie Zinksulfat überlegen. Im akuten Schub kann Zink in Dosen von 10 bis 20 Milligramm substituiert werden.

Auch ist es schwierig, die bei entzündlichen rheumatischen Erkrankungen notwendigen Selenmengen mit der Nahrung aufzunehmen. In vielen Fällen verordnet der Rheumatologe daher ein Selenpräparat.

Zinkreiche Lebensmittel

100 Gramm Lebensmittel enthalten:

Austern	85 mg
Weizenkleie	13,3 mg
Weizenkeime	12 mg
Hefe	8 mg
Sesamsamen	7,8 mg
Kürbiskerne	7 mg
Kakaopulver	5,7 mg
Sojamehl	5,7 mg
Sonnenblumenkerne	5,1 mg

Selenreiche Lebensmittel

100 Gramm Lebensmittel enthalten:

Kokosnüsse	810 mg
Steinpilze	184 mg
Bückling	140 mg
Hummer	130 mg
Weizenkeime	110 mg
Paranüsse	100 mg
Bierhefe	90 mg
Tunfisch	82 mg
Garnele	63 mg
Sardine	60 mg
Hering	55 mg
Weizenmehl, Typ 2000	55 mg
Reis	40 mg
Erdnüsse	40 mg

Kupferreiche Lebensmittel

100 Gramm Lebensmittel enthalten:

Hefe	5 mg
Hagebuttenmark	4,9 mg
Kakaopulver	3,8 mg
Muscheln	3,6 mg
Sonnenblumenkerne	2,3 mg
Cashewnüsse	2,2 mg
Weizenkleie	1,5 mg
Kürbiskerne	1,5 mg
Sesamsamen	1,5 mg
Haselnüsse	1,3 mg
Sanddornbeeren-Konzentrat	1 mg
Pinienkerne	1 mg
Pistazien	1 mg
Weizenkeime	0,9 mg

Eisen

Unter entzündlichen Erkrankungen, wie Rheuma, ist oftmals der Eisenspiegel im Blut erniedrigt. Das kann zur Blutarmut (Anämie) führen. Eine Substitutionstherapie ist bei entzündlichen rheumatischen Erkrankungen jedoch in der Regel nicht angezeigt. Beim Vorliegen eines ärztlich nachgewiesenen Eisenmangels, niedrigem Ferritinspiegel und hohem Transferrin ist ein Ausgleich mit Eisenpräparaten durch den Arzt jedoch empfehlenswert. Außerdem ist zusätzlich Kupfer zu verabreichen.

Da klinische Untersuchungen jüngster Zeit gezeigt haben, dass eine überhöhte Eisenaufnahme durch die Nahrung oder durch Arzneimittel das entzündliche Geschehen fördern kann, ist vor der Einnahme von eisenhaltigen Präperaten in jedem Falle der Arzt zu befragen.

Eisenreiche Lebensmittel

100 Gramm Lebensmittel enthalten:

Hefe	20 mg
Kakaopulver	12,5 mg
Kürbiskerne	12,5 mg
Sojamehl	11 mg
Sesamsamen	10 mg
Pinienkerne	9,2 mg
Hirse	9 mg
Leinsamen	8,2 mg
Weizenkeime	7,9 mg
Pfifferlinge	6,5 mg
Sonnenblumenkerne	6,3 mg
Hafer	5,8 mg
Miesmuscheln	5,3 mg
Hülsenfrüchte	5 mg

Oxidativer Stress

Der Einsatz von Vitaminpräparaten in der Rheumabehandlung wird von Ärzten immer wieder als sinnvoll diskutiert. Besonders das Vitamin E soll bei Arthritis und Arthrose helfen. Durch den Alterungsprozess und die Überbeanspruchung verschleißt das Gelenk und wird letztendlich zerstört. Dieser Prozess wird – so die theoretische Vorstellung – durch energiereiche Moleküle gefördert. Sie entstehen beim Stoffwechselprozess unter Verbrauch von Sauerstoff in der Zelle. Man vermutet, dass die Vitamine E und C sowie der Mineralstoff Selen diese aggressiven und schädlichen Stoffe im Körper »wegfangen« können. Deshalb nennt man alle drei Mikronährstoffe auch Antioxidanzien.

Rheumatiker müssen auf eine optimale Versorgung mit Vitamin E, Vitamin C, Selen und Kupfer achten. Die Eicosanoidbildung ist ein oxidativer Prozess, den Antioxidanzien und Enzyme (beispielsweise Metalloproteine) hemmen können. Oxidativer Stress wirkt sich negativ bei Patienten mit entzündlichen rheumatischen Erkrankungen aus. In einer Studie wurde gezeigt, dass rauchende Polyarthritiker doppelt so oft einen positiven Rheumafaktor und mehr Gelenkdestruktionen aufweisen als Nichtraucher.

Jede Entzündung ist ein sauerstoffverbrauchender Prozess. Die im Fleisch enthaltene Arachidonsäure kann nur durch Oxidation mithilfe von Sauer-stoffradikalen in Entzündungsvermittler umgewandelt werden. Antioxi-danzien (z. B. Vitamin E) sind in der Lage, ungesättigte Fettsäuren vor der Oxidation durch Sauerstoffradikale zu schützen und so die gefährliche Umwandlung der Arachidonsäure in Entzündungsvermittler zu hemmen.

Empfohlene Mikronährstoff-Tageszufuhr für Gesunde und Rheumatiker		
Mikronährstoff	**Gesunde**	**Rheumatiker**
Vitamin A	1,8 mg	1,8 mg
Vitamin C	75 mg	200 mg
Vitamin E	12 mg	400 mg
Eisen	12 mg (Männer)	12 mg (Männer)
	15 mg (Frauen)	15 mg (Frauen)
Kupfer	1,5 mg	3 mg
Selen	100 µg	200 µg
Zink	15 mg	30 mg

Quelle: VFED e. V.

Zusammenfassung

Zahlreiche Untersuchungen haben gezeigt, dass es unter einer angepass-ten Ernährungstherapie zur Reduktion der Entzündung kommt. Dies ist insbesondere abhängig von der zugeführten Arachidonsäuremenge, die bei der Ernährungstherapie natürlich sehr klein ist. Die Omega-3-Fettsäu-ren wirken zusätzlich entzündungshemmend und werden daher täglich substituiert. Die richtige »Rheumaernährung« besteht vorwiegend aus pflanzlicher Kost, die mit fettarmen Milchprodukten, Fisch sowie pflanzli-chen Fetten auf ausgewogene Art ergänzt wird. Arachidonsäurereiche tie-rische Nahrungsmittel wie Fleisch und Wurst werden weitgehend vom Speiseplan ausgeschlossen.

Ernährungshinweise

- Arachidonsäurearme Kost heißt wenig Fleisch und Fleischwaren, auf Innereien möglichst ganz verzichten
- Omega-3-fettsäurereiche Ernährung verlangt öfter Fischmahlzeiten, mindestens zweimal wöchentlich
- Pflanzliche Lebensmittel bevorzugen, denn sie enthalten keine Arachidonsäure, dafür aber reichlich Vitamine und Mineralstoffe
- Viele Vollkornprodukte und Hülsenfrüchte verzehren, sie decken den Eisen- und Selenbedarf
- Ausschließlich pflanzliche Fette verwenden, denn sie enthalten viel Vitamin E und keine Arachidonsäure
- Als Koch- und Streichfett Sojaöl, Rapsöl und daraus hergestellte Margarinen verwenden (Vitamin-E-reich)
- Täglich fettarme Milchprodukte, denn sie enthalten reichlich Kalzium und beugen bei Cortisontherapie Osteoporose vor. Rheumatiker benötigen täglich 1000 Milligramm Kalzium.

Hinweise zur Substitutionstherapie von Vitaminen, Mineralstoffen und Omega-3-Fettsäuren

Rheumatiker haben einen stark erhöhten Bedarf an Vitaminen, Mineralstoffen und Omega-3-Fettsäuren, sie sollten daher zusätzlich zur Nahrung substituiert werden.

- Substitutionstherapie von Vitamin C (50 bis 100 Milligramm Ascorbinsäure täglich)
- Substitutionstherapie von Vitamin E (300 bis 600 IE Alpha Tocopherol täglich)
- Substitutionstherapie von Omega-3-Fettsäuren (25 bis 35 Milligramm pro Körperkilogramm-Istgewicht täglich)
- Substitutionstherapie von Selen (200 Mikrogramm Selen täglich)

Um den therapeutischen Effekt der Substitutionstherapie bei entzündlichen rheumatischen Erkrankungen, wie der chronischen entzündlichen Polyarthritis, zu erreichen, ist eine lebenslange Einnahme von Vitaminen, Mineralstoffen und Omega-3-Fettsäuren erforderlich.

20 Tipps für Rheumatiker

Auf den nachfolgenden Seiten, haben wir für Sie 20 Tipps zusammenge-
stellt. Diese praxisbezogenen Ratschläge sollen Ihnen helfen, Ihr Essen und
Trinken in die »richtige Bahn« zu lenken. Sie sollen einerseits dazu dienen,
Ihnen die Auswahl zu erleichtern, und andererseits dafür sorgen, dass der
Genuss am Essen nicht verloren geht.

1 Probieren Sie zum Mittagessen öfter einmal ein vegetarisches Gericht.
Sehr lecker schmeckt beispielsweise eine gemischte Gemüseplatte
mit frischem Blattspinat – verfeinert mit wenig saurer Sahne –, jungen
Karotten mit Dill, einer Knoblauch-Grilltomate und gedünstetem Cham-
pignon-Zwiebel-Gemüse. Als Beilage eignet sich ein Naturreis-Risotto.

2 Mit fluoridiertem Jodsalz beugen Sie jodmangelbedingten Schilddrüsenerkrankungen und fluoridmangelbedingter Karies vor. Probieren
Sie Ihre Speisen bevor Sie am Tisch nachsalzen.

3 Trinken Sie täglich mindestens zwei Liter kalorienarme oder -freie
Getränke, wie z. B. Mineralwasser, Light-Getränke, Kräuter-, Früchte-
oder Schwarztee, Kaffee oder verdünnte Fruchtsäfte. Vor allem Gemüse-
säfte, wie beispielsweise Möhren- oder Tomatensaft, sind kalorienarm und
reich an für Rheumatiker wichtigen Vitaminen und Mineralstoffen. Eine
Studie der Bundesforschungsanstalt für Ernährung ergab, dass regelmäßig
getrunkener Tomatensaft vor Krebserkrankungen schützen kann.

4 Grillen von Fleisch ist für Rheumatiker bedenklich. In aromatischen
Ölen (z. B. Walnuss-, Sesam-, oder Olivenöl) eingelegtes Gemüse, ge-
grillte Fisch-Gemüse-Spieße oder eine Folienkartoffel mit Knoblauchquark
bringen Abwechslung und sind arm an Arachidonsäure.

5 Alkoholische Getränke sollten Sie am besten meiden, da sie die entzündlichen Prozesse im Organismus fördern. Zu besonderen Anläs-
sen können Sie nach Befragung Ihres Arztes alkoholische Getränk wie
Wein, Bier oder Sekt in kleinen Mengen (ein Glas) genießen. Bitte denken
Sie immer an die Wechselwirkungen von Alkoholika und Arzneimitteln.

6 Kartoffeln haben den Ruf »Dickmacher« zu sein. Dies trifft nur für Kartoffelgerichte zu, die eine fettreiche Zubereitung benötigen (Pommes frites, Kartoffelpuffer, Kroketten, Bratkartoffeln o. ä.). Probieren Sie einmal Kartoffelpüree (ohne Butter zubereitet) mit frischen Kräutern oder Meerrettich, Folienkartoffeln mit leckerem Knoblauchquark oder überbackene Spinatkartoffeln.

7 Haben Sie schon einmal knackige Gemüse oder frische Kräuter als alternativen und arachidonsäurefreien Brotbelag versucht? Ein frisches Vollkornbrötchen mit einer aromatischen Tomate und frischem Basilikum wird auch Sie überzeugen. Im Gemüse und in den Kräutern stecken zusätzliche Vitamine, Mineral- und Ballaststoffe. Der hohe Ballaststoffanteil sorgt dafür, dass Sie länger satt bleiben.

8 Sparen Sie durch knackige Salate Streichfett ein. Legen Sie ein Eisbergsalatblatt und fein geschnittene Salatgurkenscheiben anstatt Streichfett unter den Brotbelag.

9 Das optimale Frühstück für einen Rheumatiker ist ein Vollkornbrot oder -brötchen mit Quark und Marmelade bestrichen. Weitere leckere süße Aufstriche sind Honig, Zuckerrübensirup und Apfel- oder Birnendicksaft. Im Gegensatz zu Wurst und Käse zum Frühstück enthalten diese Brotbeläge keine entzündungsfördernde Arachidonsäure und sind deshalb der richtige Start in einen arachidonsäurearmen Tag.

10 Vollkornbrot ist für den Rheumatiker ideal. Es ist durch den hohen Ballaststoffgehalt gesünder als Misch- oder Weißbrot. Die Ballaststoffe senken den Cholesterinspiegel, fördern die Verdauung, beugen Darmkrebs und Gallensteinen vor und machen länger satt als Weißmehlprodukte. Auch Knäckebrot ist im Normalfall ein Vollkornbrot.

11 Vermeiden Sie fertige Salatdressings, sie enthalten häufig Konservierungs-, Farb- und Aromastoffe sowie reichlich Fett und Arachidonsäure. Mit vielen dieser Fertigprodukte machen Sie aus gesunder Rohkost eine wahre Kalorien-, Zusatzstoff- und Arachidonsäurebombe. Rühren Sie lieber selber ein leckeres Dressing an.

12 Geschmacksintensive frische Kräuter, Frühlingszwiebeln, Schalotten, Knoblauch und passende Gewürze können Salz im Essen weitgehend überflüssig machen. Kräuter und Gewürze verbessern nicht nur den Geschmack Ihrer Gerichte, sondern machen sie auch verträglicher. Denken Sie nur an einen Weißkrautsalat mit Kümmel. Oft erhalten Speisen erst durch das richtige Kraut und Gewürz den letzten Pfiff. Wie wäre es beispielsweise einmal mit Dill zum Möhrengemüse, Bohnenkraut im Grüne-Bohnen-Eintopf oder frisch geriebener Muskatnuss im Spinatgratin. Verstärken Sie das Aroma der Speisen zusätzlich durch Anrösten oder Grillen.

13 Eine weitere, schmackhafte und arachidonsäurearme Alternative zu Wurst und fettreichem Käse ist ein mit frischen Kräutern bestreutes Quarkbrot. Sehr lecker schmecken auch Mixed Pickles, eingelegte Gurken, Maiskolben, Paprikaschoten oder Peperoni, Silberzwiebeln, Blumenkohlröschen oder italienische Antipasti in Öl auf frischem, mit Quark bestrichenem Sonnenblumenvollkornbrot.

14 Wenn Sie abnehmen wollen oder sollen, verwenden Sie zum Süßen kalorienfreien Süßstoff statt Zucker. Süßstoffe sind gesundheitlich unbedenklich. Sogenannte Diabetikerzucker (lebensmittelrechtlich als Zuckeraustauschstoffe bezeichnet, z. B. Sorbit, Xylit, Isomalt oder Fruchtzucker) enthalten mit Ausnahme von Fruchtzucker nur halb so viele Kalorien wie Haushaltszucker.

15 Wenn es einmal schnell gehen soll und Sie keine Zeit haben, arachidonsäurearme, pflanzliche Aufstriche zuzubereiten, hilft der Gang ins Reformhaus. Hier finden Sie eine große Auswahl von rein pflanzlichen Aufstrichen und Pasten. Mit diesen leckeren Brotaufstrichen lassen sich Streichwurst oder -käse »rheumatikerfreundlich« ersetzen.

16 Verwenden Sie als Aufstrichfett arachidonsäurefreie, vitamin-E-reiche Sonnenblumen-, Diät- oder Reformmargarine anstatt Butter oder Schmalz. Für Salate sowie als Koch- und Bratfett bieten sich unter anderem Soja-, Maiskeim-, Sonnenblumen-, Leinsamen- oder Nussöl an. Auf Platten- oder Fritierfette sowie auf Frittieren als Zubereitungsart sollten Sie völlig verzichten.

17 Besser als arachidonsäurereiche Wurst- und Käsebeläge sind selbst zubereitete Aufstriche und Pasten aus der kreativen Küche. Grundlage dieser Aufstriche können Kartoffeln, Reis, Magerquark, Gemüse oder Getreide sein, die mit geschmacksgebenden Zutaten wie beispielsweise schwarzen Oliven, Peperoni, Chilischoten, Tomaten- oder Paprikamark, Senf, Meerrettich, Knoblauch, Kapern, Sardellen, fein gewürfelten Zwiebeln oder aromatischen Gemüsen, reichlich Kräutern, etwas Öl, Gewürzen oder fluoridiertem Jodsalz verfeinert werden.

18 Eigelb ist extrem arachidonsäurereich. In vielen Rezepten ist das Ei eine wichtige Zutat. Arachidonsäurefrei und damit gut verträglich sind sogenannte Ei-Ersatzprodukte, die Sie im Reformhaus erhalten. Die Verwendung dieser Produkte ist problemlos. Das Ei-Ersatzpulver wird mit Wasser angerührt und wie Ei weiterverarbeitet. Auch bei Fertigprodukten können Sie dem Eigelb ausweichen. Verwenden Sie beispielsweise statt Eierteigwaren eifreie Hartweizengrießnudeln.

19 Soja- und Tofuprodukte sind ein guter Fleisch- und Wurstersatz. Die im Reformhaus erhältlichen Produkte enthalten reichlich Vitamine und Mineralstoffe und sind gleichzeitig arachidonsäurefrei. Verwenden Sie vor allem Sojaprodukte, die mit Kalzium angereichert sind. Tofu lässt sich sehr einfach verarbeiten, beispielsweise zu Gulasch, Geschnetzeltem oder paniert zu »Schnitzeln«.

20 Eine wohlschmeckende und arachidonsäurearme Alternative zu Gulasch oder Geschnetzeltem aus Schweine- oder Rindfleisch ist ein Ragout mit Fisch. Die im Fisch enthaltenen Omega-3-Fettsäuren hemmen die Entzündung im Körper. Das im Seefisch enthaltene Jod beugt zudem jodmangelbedingten Schilddrüsenerkrankungen vor. Ein Fischragout lässt sich außerdem in viel kürzerer Zeit herstellen als ein Gulasch aus Schweine- oder Rindfleisch. Rechnen Sie für eine Portion Fischragout 130 Gramm Fischfilet, wie z. B. Kabeljau, Scholle, Lachs oder Seelachs. Um das Gericht ballaststoffreich, bunt und vitaminreich zu gestalten, sollten 200 Gramm verschiedene Gemüsesorten im Ragout nicht fehlen. Sehr lecker schmecken bunte Paprikaschoten, Champignons, Maiskörner, Karotten-, Kohlrabi-, Sellerie- und Lauchstreifen oder Erbsen.

Tagesplan für Rheumatiker

Dieser beispielhafte Tagesplan gibt Ihnen eine Übersicht über die praktische Ernährungsweise bei entzündlichen rheumatischen Erkrankungen. Der Tagesplan enthält weniger als 50 Milligramm Arachidonsäure, ist reich an den Vitaminen A, C und E sowie an den Mineralstoffen Kalzium, Kupfer und Selen. Der Tagesplan entspricht den allgemeinen Empfehlungen für eine gesunde Ernährung.

Die Ernährungstherapie bei entzündlichen rheumatischen Erkrankungen lässt sich leicht nach intensiver Beratung durch qualifizierte Diätassistenten oder Diplom Oecotrophologen umsetzen.

Frühstück
Vollkornbrötchen mit Himbeerkonfitüre und eine frische Kiwi

1–2 Vollkornbrötchen
(frisch getoastet)
1–2 TL Diät- oder Reformmargarine
(5–10 g)
1–2 EL Himbeerkonfitüre
(15–30 g)
1 Kiwi (60 g)

Die Vollkornbrötchen halbieren, mit Margarine und Konfitüre bestreichen. Die Kiwi mit einem scharfen Messer halbieren und auslöffeln oder in Scheiben schneiden.

dazu:
2 Tassen Kaffee oder Tee (250 ml)
Kondensmilch (4 % Fett)
Zucker oder Süßstoff
evtl. Zitronensaft für den Tee

Zwischendurch
Bananen-Zimtquark mit Mandarinenspalten

100 g Magerquark
etwas Mineralwasser
$^1\!/_2$ kleine Banane (50 g)
1 Spritzer Zitronensaft
Zimt
Zucker oder Süßstoff
1 Mandarine (50 g)

Den Quark mit Mineralwasser glatt rühren. Banane schälen und in Scheiben schneiden. In den Quark einrühren und mit Zitronensaft, Zimt und Zucker bzw. Süßstoff abschmecken. Die Mandarine schälen und in Spalten teilen.

dazu:
2 große Gläser kalziumreiches Mineralwasser (500 ml)

Mittagessen

Kabeljau im mediterranen Gemüse-bett (siehe Seite 56)

dazu:
1 großes Glas kalziumreiches Mineralwasser (250 ml)
1 Spritzer Zitronen- oder Mandarinensaft
evtl. Süßstoff oder Zucker

Zwischendurch

1 Stück Aprikosen-Quark-Torte (siehe Seite 90)

dazu:
2 Tassen Kaffee oder Tee (250 ml)
Kondensmilch (4 % Fett)
Zucker oder Süßstoff
evtl. Zitronensaft für den Tee

Abendessen

Vollkornbrot mit Gemüse-Fisch-Aspik (siehe Seite 74), *mediterranem Auf-strich und Rettich-Möhren-Rohkost*

1–2 Scheiben Sonnenblumenvoll-kornbrot
1–2 TL Diät- oder Reformmargarine (5–10 g)
1 Scheibe Gemüse-Fisch-Aspik (30 g)

Sonnenblumenvollkornbrot mit Margarine bestreichen und mit Gemüse-Fisch-Aspik belegen.

1 EL Hirse
Gemüsebrühe
2 EL Tomatenmark
2 Spritzer Tabascosauce
1 TL Sambal Ölek oder Ajvar (Paprika-Gemüse-Zubereitung, im Supermarkt erhältlich)
fluoridiertes Jodsalz
Pfeffer
fein gewogene, mediterrane Kräuter
Honig

Die Hirse zehn Minuten in Gemüse-brühe garen, abtropfen lassen. Alle Zutaten miteinander vermengen und vier Stunden kühl stellen. Die Menge reicht für 1 bis 2 Schei-ben Brot aus.

100 g Rettich
50 g Möhre
4 Cocktailtomaten
1 TL Maiskeimöl (5 g)
1 TL Zitronensaft (5 g)
fluoridiertes Jodsalz
Pfeffer
reichlich frische, gehackte Kräuter
1 TL Sonnenblumenkerne, trocken angeröstet (5 g)

Rettich und Möhre in Stifte schnei-den. Tomaten vierteln. Aus Öl, Zit-ronensaft, Salz und Pfeffer ein Dres-sing bereiten. Über das Gemüse geben und mit Kräutern und Son-nenblumenkernen bestreuen.

dazu:

2 – 3 Tassen Tee (375 ml)
Kondensmilch (4 % Fett)
Zucker oder Süßstoff
evtl. Zitronensaft

Zwischendurch

1 Orange oder 1 Grapefruit

dazu:

2 Gläser kalziumreiches Mineralwasser (500 ml)
1 Spritzer Orangensaft
evtl. etwas Süßstoff

Hinweise

Der hier vorgestellte beispielhafte
Tagesplan hat einen Energiegehalt
von etwa 2000 Kilokalorien bezie-
hungsweise 8360 Kilojoule. Er enthält 105 Gramm Eiweiß, 59 Gramm
Fett, 253 Gramm Kohlenhydrate
und 48 Gramm Ballaststoffe; außerdem 394 Milligramm Vitamin C, 36
Milligramm Vitamin E und 1083
Milligramm Kalzium.

Der Bedarf an Eisen ist gedeckt,
Zink, Kupfer und Selen sowie Vitamin B müssen jedoch zusätzlich
substituiert werden, da der Bedarf
an diesen Mikronährstoffen bei
Rheumatikern deutlich oberhalb der
Empfehlungen für Gesunde liegt.

Dieser Beispielplan eignet sich sehr
gut für Patienten mit akut oder
chronisch entzündlicher rheumatischer Erkrankung. Er ist auch direkt
nach einer Fastenkur, die zur Reduktion des Arachidonsäurespiegels im Blut diente, geeignet, da er
die Arachidonsäurezufuhr deutlich
einschränkt.

Der Tagesplan enthält weniger als
50 Milligramm Arachidonsäure. Im
Vergleich zur »Normalkost«, die in
der Regel 200 bis 400 Milligramm
Arachidonsäure liefert, kann er daher als streng arachidonsäurearm
bezeichnet werden.

Durch die Verwendung von zwei
kleinen Fischportionen enthält er
rund 400 Milligramm der langketti-
gen Omega-3-Fettsäuren, Eicosapentaensäure und Docosahexaensäure, die die Entzündung im Körper
hemmen. Der reichliche Gehalt an
antioxidativen Mikronährstoffen
(Vitamin C, Vitamin E, Selen) bremst
zusätzlich die Entzündung.

Außerdem sorgt der Tagesplan für
eine ausreichende Flüssigkeitszu-
fuhr. Wer sich an die Getränkeemp-
fehlung hält, nimmt über zwei Liter
Flüssigkeit (empfohlene Menge
2100 Milliliter) in Form von Mineralwasser, Tee oder Kaffee zu sich.

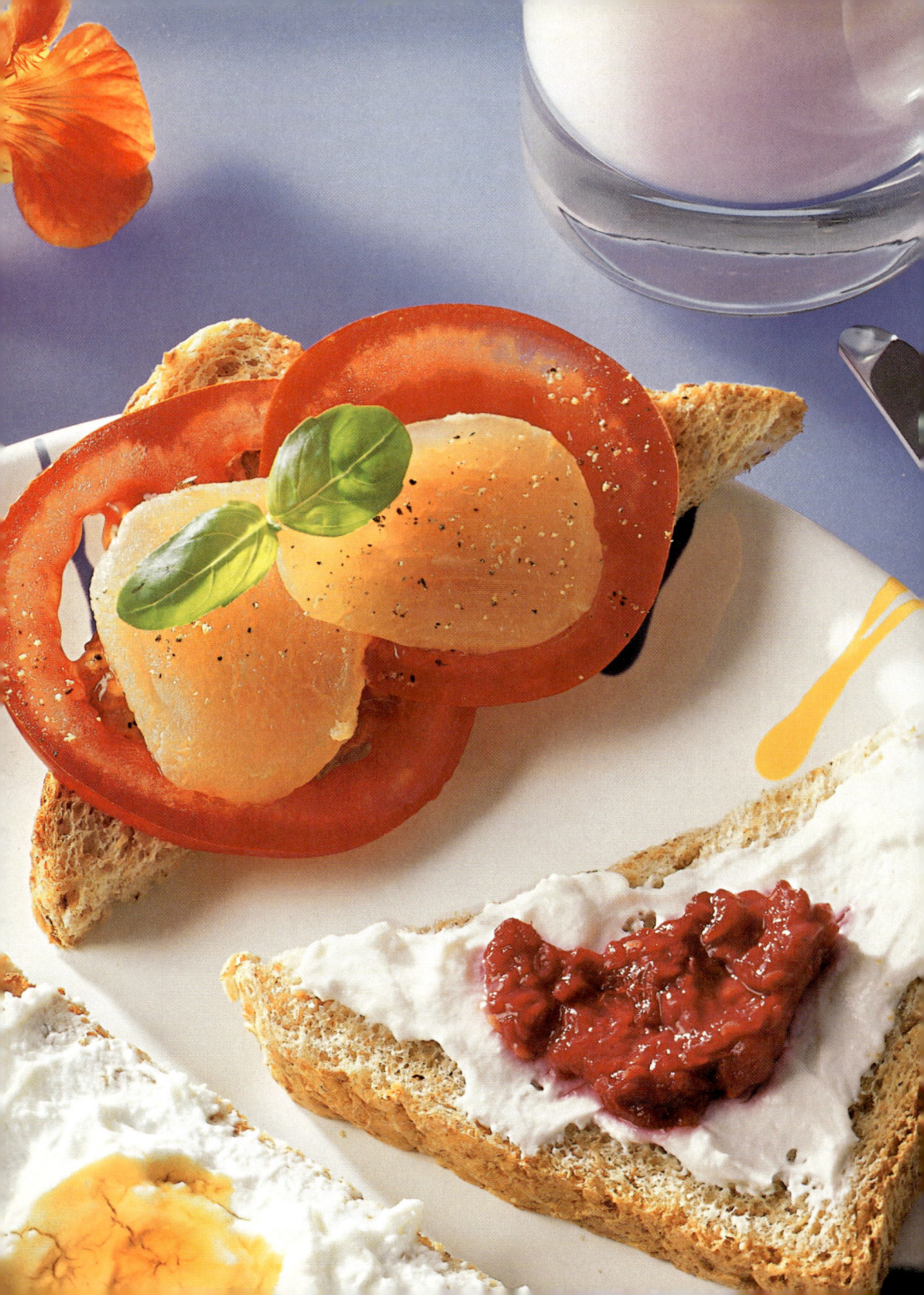

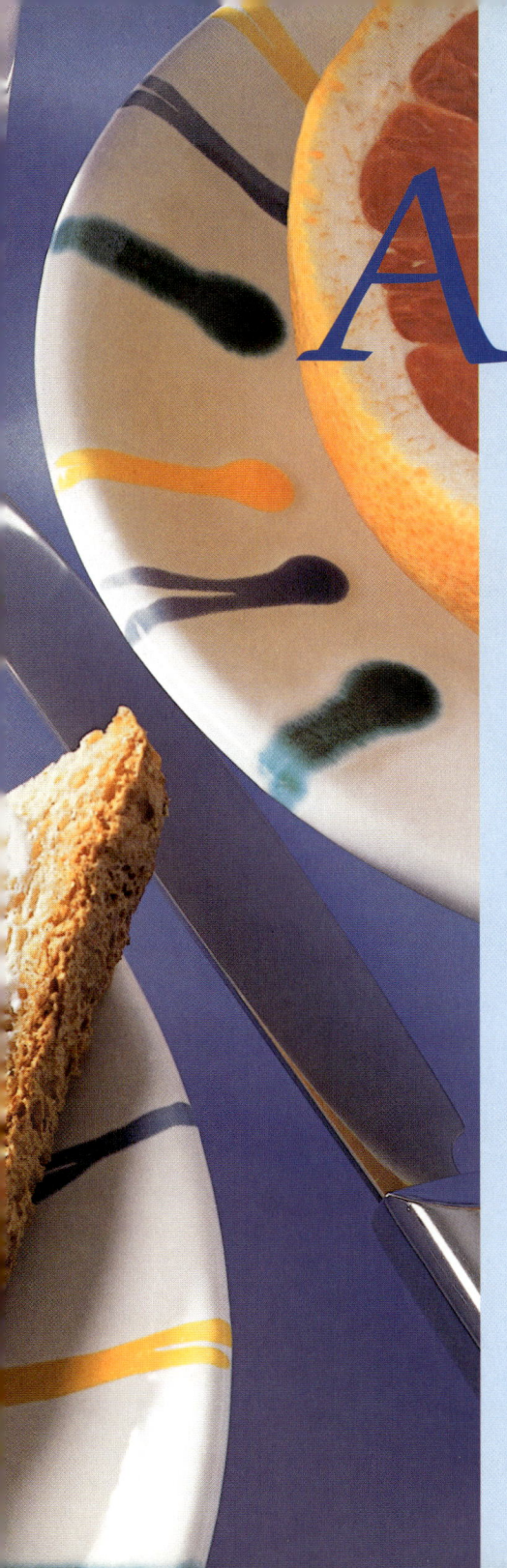

Abwechslungsreiche Frühstücke

Damit Sie den schmerzfreien und beweglichen Start in den Tag genießen können, sollten Sie schon morgens richtig essen. Ein gutes Frühstück hält lange satt, fördert das Wohlbefinden und reduziert gleichzeitig die Bildung von Entzündungsmediatoren. Unsere Frühstücksrezepte sind rasch zubereitet und die Extraportion an Vitaminen und Mineralstoffen aus Vollkorngetreide, frischem Obst, Nüssen oder Trockenobst, Müsli und fettarmen Milchprodukten lässt Sie fit und aktiv in den Tag starten. Gönnen Sie sich also öfter ein arachidonsäurearmes Luxusfrühstück.

Frischkornmüsli

4 geh. EL grob geschrotete Weizenkörner (60 g)
150 ml fettarmer Kefir
3 getr. Pflaumen (25 g)
1 EL Leinsamen (10 g)
1 EL Haselnüsse (5 g)
1 mittlerer Apfel (130 g)
100 g Hüttenkäse, 20 % Fett
1 TL Zucker oder Süßstoff

1 Das Getreide in den Kefir einrühren und abgedeckt über Nacht im Kühlschrank aufquellen lassen.

2 Pflaumen, Leinsamen und Nüsse grob hacken. Den Apfel waschen, halbieren, entkernen und das Fruchtfleisch grob raffeln. Apfel, Hüttenkäse und restliche Zutaten verrühren, süßen und sofort servieren.

Eine Portion enthält:
574 kcal/2400 kj; 29 g Eiweiß; 15 g Fett; 78 g Kohlenhydrate; 16 g Ballaststoffe

Winterliches Birnenmüsli

1 mittlere Birne (150 g)
einige Spritzer Zitronensaft
1 TL Walnussöl (5 g)
Saft von 1 Orange (80 ml)
Zimt
Vanillearoma
3 geh. EL Vollkornhaferflocken (60 g)
1 EL Rosinen (15 g)
Rumaroma
150 g fettarme Dickmilch
1 TL Zucker oder Süßstoff

1 Birne waschen, halbieren, entkernen. Das Fruchtfleisch in kleine Würfel schneiden und mit etwas Zitronensaft beträufeln. Das Öl erhitzen und das Obst darin andünsten. Die Hälfte des Orangensaftes dazugeben und mit Zimt und Vanillearoma abschmecken.

2 Die Haferflocken und die Rosinen im Rest des Orangensaftes quellen lassen und Rumaroma zugeben.

3 Dickmilch süßen und die abgekühlten Birnenstücke sowie die Haferflocken untermischen.

Eine Portion enthält:
509 kcal/2129 kj; 15 g Eiweiß; 12 g Fett; 83 g Kohlenhydrate; 9 g Ballaststoffe

Schlemmerfrühstück

1 Grapefruit heiß waschen, abtrocknen und halbieren. Mit 1 TL Zucker süßen.

2 Vollkontoast toasten, zwei Scheiben mit Magerquark und Himbeerkonfitüre bzw. Honig bestreichen. Eine Scheibe mit Tomatenscheiben und Harzer Käse belegen. Mit Gewürzgurken auf einem Teller anrichten.

3 Milch in einem Mixbecher mit den Himbeeren und dem restlichen Zucker durchmixen und sofort servieren.

Eine Portion enthält:
**516 kcal/2156 kj; 26 g Eiweiß; 5 g Fett;
83 g Kohlenhydrate; 10 g Ballaststoffe**

Foto Seite 38/39

1 kleine Pink Grapefruit (130 g)
2 TL Zucker (10 g)
3 Scheiben Vollkorntoast (60 g)
1 geh. EL Magerquark (30 g)
2 TL Himbeerkonfitüre (20 g)
2 TL Honig (20 g)
1 kleine Tomate (60 g)
30 g Harzer Käse
2 mittlere Gewürzgurken (100 g)
150 ml Milch, 1,5 % Fett
3 EL Himbeeren

Obstfrühstück

1 Ananas schälen und klein schneiden; Saft auffangen. Johannisbeeren verlesen und waschen. Kiwis schälen und in Scheiben schneiden. Den Apfel waschen, halbieren, entkernen und das Fruchtfleisch grob raffeln.

2 Obst vermischen, Zitronensaft dazugeben und süßen. Zimt aufstäuben. Mit Reisscheiben und Milch servieren.

Eine Portion enthält:
**477 kcal/1995 kj; 14 g Eiweiß; 5 g Fett;
86 g Kohlenhydrate; 18 g Ballaststoffe**

¼ Ananas (130 g)
120 g schwarze Johannisbeeren
2 kleine Kiwis (120 g)
1 kleiner Apfel (100 g)
1 EL Zitronensaft (15 g)
1 EL Zucker (10 g) oder Süßstoff
Zimt
3 Reisscheiben (30 g)
200 ml Milch, 1,5 % Fett

Kräuter-Paprika-Quark

4–5 Portionen

3 geh. EL Magerquark (90 g)
2 EL Mineralwasser (20 g)
2 Knoblauchzehen (4 g)
10 g frische Kräuter der Provence
1 Spritzer Sherry-Essig
fluoridiertes Jodsalz
bunter Pfeffer
½ kleine rote Paprika (80 g)
Paprikapulver (scharf)

1 Den Magerquark mit dem Mineralwasser glatt rühren. Die Knoblauchzehen abziehen, mit den gewaschenen Kräutern hacken, mit Essig beträufeln und würzen.

2 Die Paprika waschen, halbieren, putzen und fein raffeln. Alle Zutaten vermischen und scharf mit Paprikapulver abschmecken.

Das Rezept enthält:
108 kcal/453 kj; 14 g Eiweiß; 1 g Fett; 11 g Kohlenhydrate; 4 g Ballaststoffe

Oliven-Peperoni-Mus

4–5 Portionen

3 EL schwarze Oliven (35 g)
2 kleine Peperoni (20 g)
1 Knoblauchzehe (2 g)
½ Zwiebel (30 g)
3 EL Tomatenmark (45 g)
1 EL Olivenöl (extra vergine, 15 g)
1 Spritzer Balsamessig
fluoridiertes Jodsalz
schwarzer Pfeffer
Schnittlauchröllchen

1 Die Oliven und die Peperoni fein hacken. Die Knoblauchzehe und die Zwiebel schälen und fein würfeln.

2 Das Tomatenmark mit klein geschnittenen Oliven, Peperoni, Knoblauch und Zwiebel vermengen.

3 Das Öl und den Essig unterrühren und mit Jodsalz und schwarzem Pfeffer abschmecken.

4 Die Schnittlauchröllchen als Garnitur über das Oliven-Peperoni-Mus streuen.

Das Rezept enthält:
305 kcal/1275 kj; 4 g Eiweiß; 28 g Fett; 10 g Kohlenhydrate; 4 g Ballaststoffe

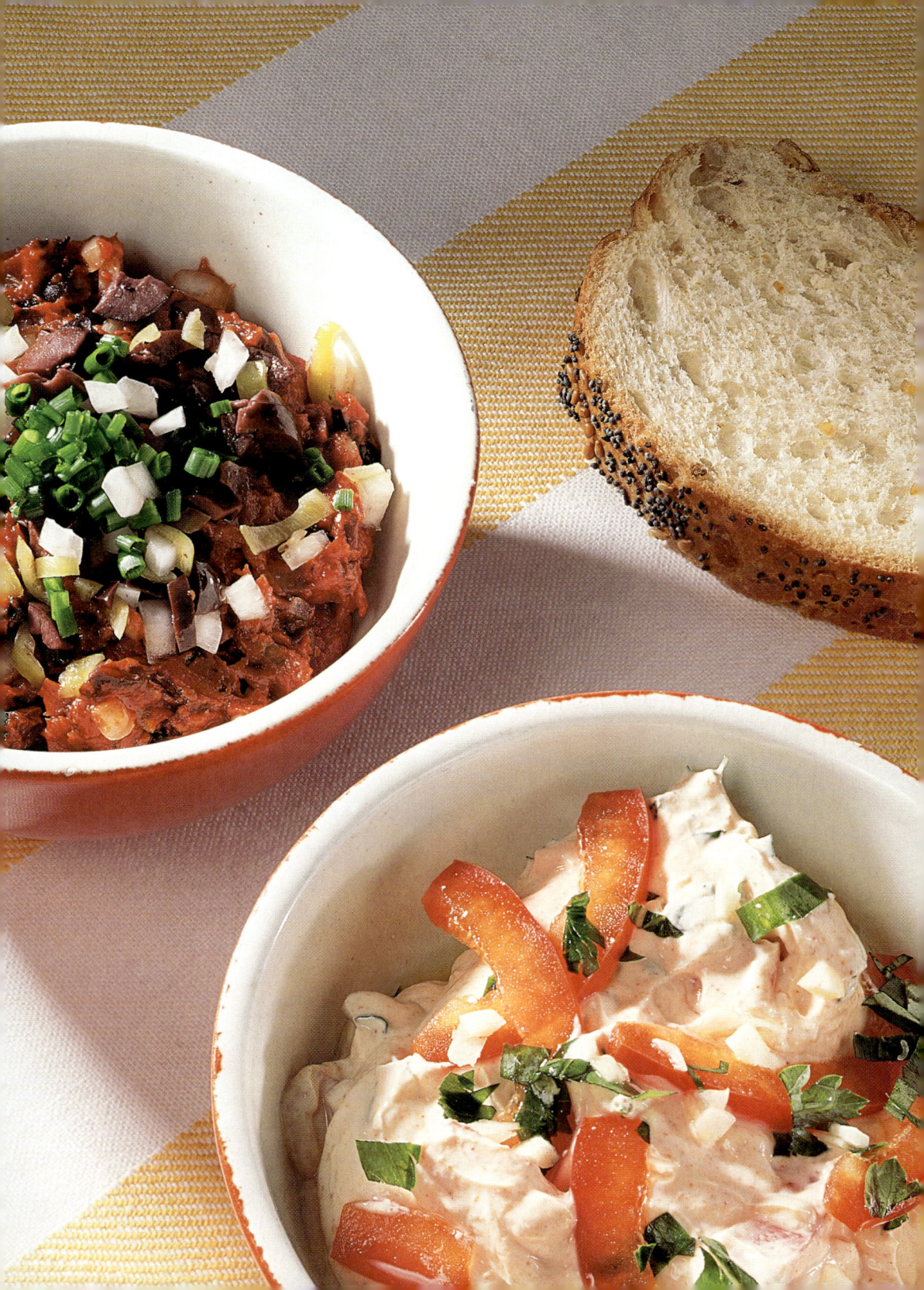

1 Portion

Harzer-Frühstück

50 g Harzer Käse
¼ kleiner Apfel (25 g)
1 kleine Zwiebel (60 g)
Weißweinessig
2 TL Sonnenblumenöl (10 g)
fluoridiertes Jodsalz
weißer Pfeffer
2 Vollkornbrötchen
1 Glas frisch gepresster Grapefruitsaft (150–200 ml)

1 Harzer Käse würfeln, Apfel in Stifte schneiden, Zwiebel schälen und in dünne Ringe schneiden. Zutaten miteinander vermischen, Essig und Öl dazugeben und würzen.

2 Die Vollkornbrötchen im Backofen aufbacken und mit dem Saft zum Harzer-Frühstück servieren

Eine Portion enthält:
547 kcal/2286 kj; 27 g Eiweiß; 13 g Fett; 75 g Kohlenhydrate; 10 g Ballaststoffe

4–5 Portionen

Kartoffel aufs Brot

1 kleine Kartoffel (60 g)
fluoridiertes Jodsalz
1 kleine Möhre (60 g)
½ kleine Zwiebel (30 g)
1 Knoblauchzehe (2 g)
1 EL Olivenöl (extra vergine, 15 g)
½ TL Djonsenf (3 g)
weißer Pfeffer
Estragon

1 Die Kartoffel waschen, als Salzkartoffel garen und durchpressen oder stampfen.

2 Möhre waschen, putzen und in kleine Stücke schneiden. Zwiebel und Knoblauchzehe schälen und fein hacken. Öl erhitzen und Gemüse darin andünsten. Mit Senf, Salz und Pfeffer würzen; etwas abkühlen lassen.

3 Die Kartoffelmasse unter das Gemüse mischen und mit dem klein geschnittenen Estragon vermengen.

Das Rezept enthält:
204 kcal/852 kj; 3 g Eiweiß; 15 g Fett; 14 g Kohlenhydrate; 4 g Ballaststoffe

Foto rechts: Harzer-Frühstück

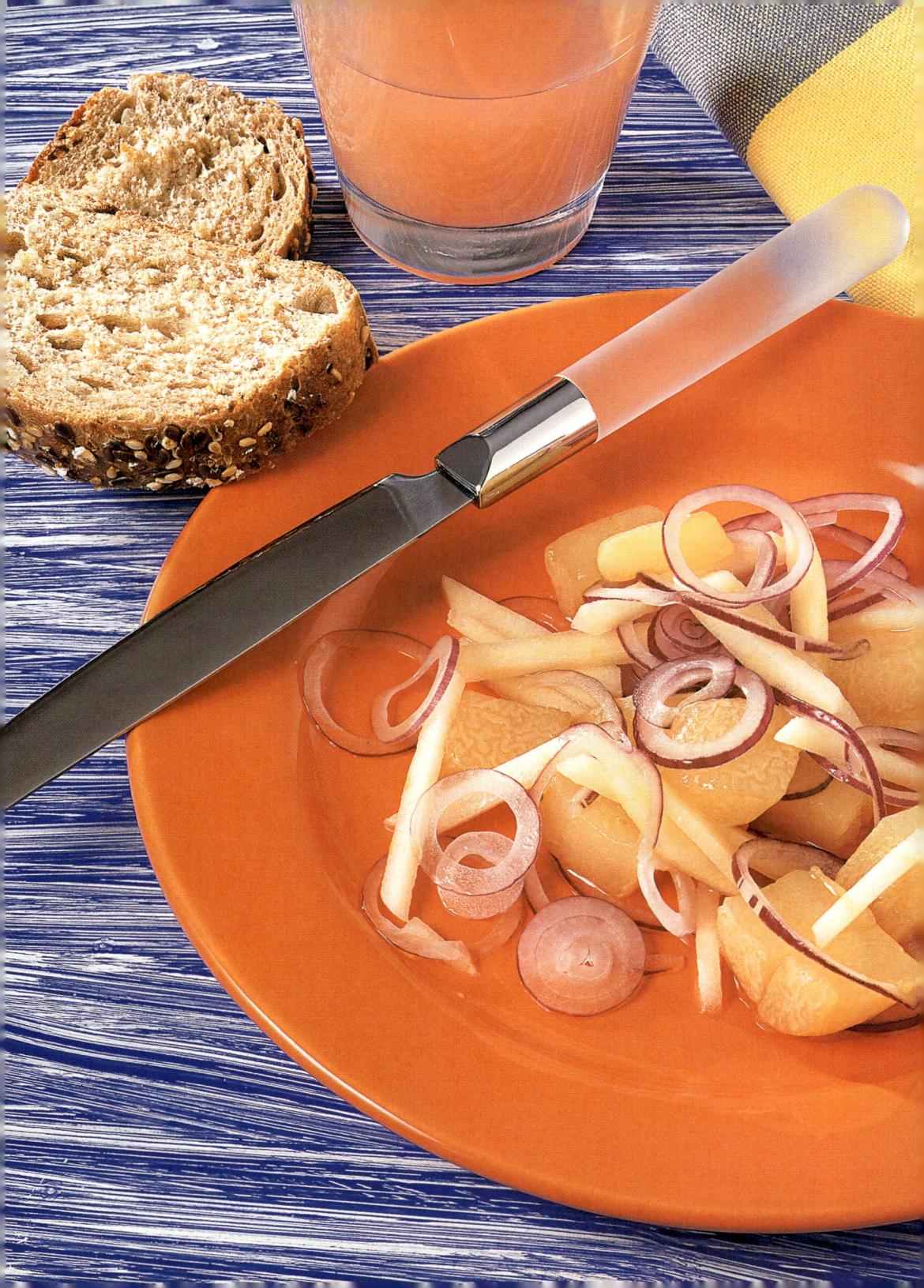

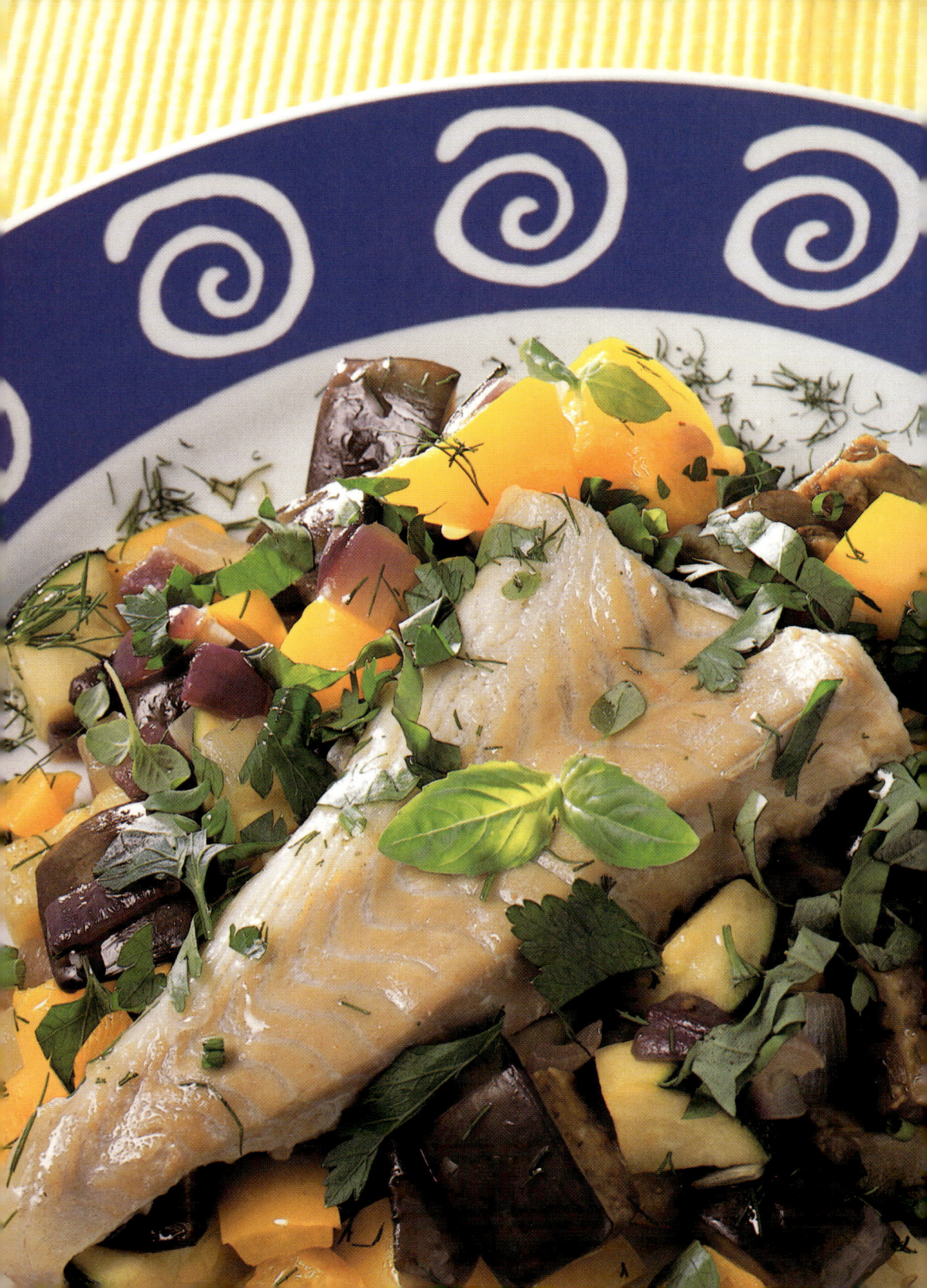

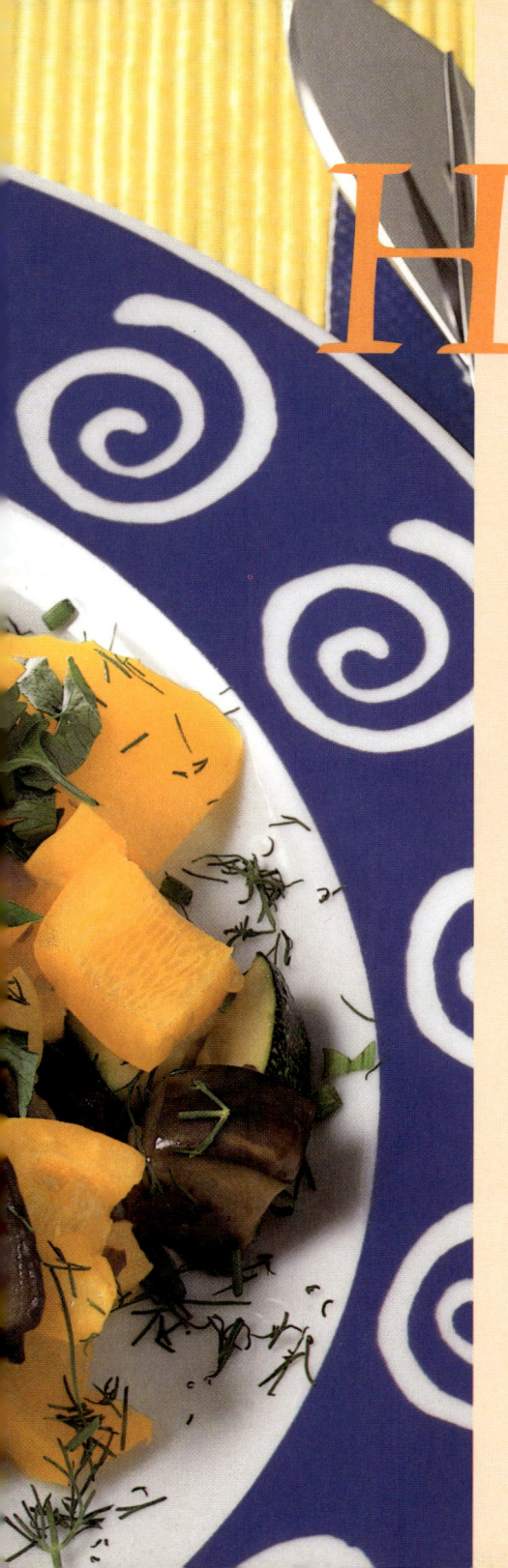

Herzhafte Mittagessen

Ein- bis zweimal wöchentlich ein leckeres vegetarisches Gericht ist eine wahre Vitamin-, Mineralstoff- und Ballaststoffbombe. Gemüse, Nudeln, Kartoffeln, Reis, Getreide, Hülsenfrüchte, Pilze und frische Salate sind arachidonsäurefrei, so-dass Rheumatiker hier richtig zulan-gen können. Damit Sie schmerzfrei und beweglich durch den Tag kom-men, sollten Sie das Richtige zu Mit-tag essen. Ersetzen Sie ungesunde Fleischmahlzeiten durch leckere Fischrezepte oder köstliche Suppen, Eintöpfe und Gratins. So hemmen Sie selbst aktiv die entzündlichen rheu-matischen Beschwerden.

Eisbergsalat mit Mandarinendressing

½ kleiner Eisbergsalat
1 EL Zitronensaft (10 g)
½ Becher Naturjogurt, 1,5 % Fett (75 g)
fluoridiertes Jodsalz
Pfeffer
Zucker oder Süßstoff (nach Belieben)
1 frische mittlere Mandarine (50 g)
1 TL Sesamsamen (3 g)

1 Den Eisbergsalat putzen, unter fließendem kalten Wasser kurz waschen, trockenschleudern und in mundgerechte Stücke zerpflücken.

2 Den Zitronensaft unter den Jogurt rühren. Mit Salz, Pfeffer und dem Zucker bzw. dem Süßstoff fein säuerlich abschmecken.

3 Die Mandarine schälen, von den weißen Häutchen befreien und in Spalten zerteilen. Das Obst in das Dressing einrühren.
.

4 Die Sesamsamen in einer beschichteten Pfanne (ohne Fettzugabe) anrösten.

5 Das Dressing über den Salat gießen und mit dem abgekühlten Sesam bestreut servieren.

Eine Portion enthält:
**97 kcal/405 kj; 4 g Eiweiß; 4 g Fett;
10 g Kohlenhydrate; 2 g Ballaststoffe**

Variante
Anstelle des Eisbergsalates schmeckt auch Chicorée, Feldsalat oder Kopfsalat sehr lecker zu dem fruchtig-exotischen Mandarinendressing.
Die Sesamsamen können durch Sonnenblumenkerne ersetzt werden, die nach Geschmack ebenfalls ohne Fett in einer beschichteten Pfanne geröstet wurden.

Fruchtige Rohkost

1 Weißkohl raspeln. Möhre und Apfel waschen, schälen und ebenfalls grob reiben. Sofort mit Zitronen- und Apfelsaft beträufeln. Sonnenblumenkerne in einer Pfanne ohne Fett anrösten; abkühlen lassen.

2 Aus Buttermilch, Salz, Pfeffer und Süßstoff eine Salatsauce herstellen. Über die Gemüse-Obst-Streifen gießen und kurz durchziehen lassen. Schnittlauch waschen, in Röllchen schneiden und unter den Salat mischen. Mit den Sonnenblumenkernen bestreuen.

Eine Portion enthält:
**131 kcal/548 kJ; 6 g Eiweiß; 3 g Fett;
18 g Kohlenhydrate; 7 g Ballaststoffe**

100 g Weißkohl
1 mittlere Möhre (80 g)
½ kleiner Apfel (50 g)
1 EL Zitronensaft (10 g)
1 EL Apfelsaft (10 g)
1 TL Sonnenblumenkerne (5 g)
4 EL Buttermilch (60 ml)
fluoridiertes Jodsalz
Pfeffer
flüssiger Süßstoff
½ Bund Schnittlauch

Gurkensalat mit Dill

1 Gurke waschen und in Scheiben schneiden. Zwiebel und Knoblauch schälen und in Würfel schneiden. Die Kräuter waschen, abtupfen, abzupfen und fein wiegen.

2 Öl mit Essig, Zucker, Salz und Pfeffer vermischen. Zwiebel- und Knoblauchwürfel sowie Kräuter zugeben. Dressing über die Gurkenscheiben geben und zwei Stunden zugedeckt im Kühlschrank marinieren.

Eine Portion enthält:
**82 kcal/343 kJ; 2 g Eiweiß; 6 g Fett;
6 g Kohlenhydrate; 2 g Ballaststoffe**

200 g Schlangengurke
½ kleine Zwiebel (30 g)
1 Knoblauchzehe (2 g)
2 Zweige Dill
1 Zweig Petersilie
1 TL Kürbiskernöl (5 g)
1 EL Weißweinessig (15 g)
1 Prise Zucker
fluoridiertes Jodsalz
weißer Pfeffer

Grüne-Bohnen-Salat

200 g grüne Bohnen
fluoridiertes Jodsalz
1 kleine Zwiebel (60 g)
1 Knoblauchzehe (2 g)
1 Zweig Dill
1 Zweig Petersilie
Bohnenkraut
2 EL Jogurt, 1,5 % Fett (30 g)
1 EL Kefir, 1,5 % Fett (15 g)
1 TL Sojaöl (5 g)
1 TL Weißweinessig (5 g)
bunter Pfeffer

1 Bohnen waschen und putzen. In Salzwasser 20 Minuten garen und in eiskaltem Wasser kurz abschrecken.

2 Zwiebel und Knoblauch schälen und in feine Würfel schneiden. Kräuter fein wiegen. Mit Jogurt und Kefir vermischen. Öl, Essig, Salz und Pfeffer dazugeben.

3 Bohnen und Dressing gut vermischen und abgedeckt im Kühlschrank über Nacht marinieren.

Eine Portion enthält:
140 kcal/585 kJ; 8 g Eiweiß; 6 g Fett; 12 g Kohlenhydrate; 8 g Ballaststoffe

Chinakohlsalat mit Apfel

100 g Chinakohl
1 kleiner Apfel (100 g)
1 TL Walnussöl (5 g)
1 EL Zitronensaft (10 g)
1 EL Apfelsaft (10 g)
1 EL Rosinen (20 g)
2 Walnüsse (5 g)
fluoridiertes Jodsalz
weißer Pfeffer

1 Den geputzten Chinakohl grob raffeln. Apfel waschen, entkernen und das Fruchtfleisch in Scheiben schneiden.

2 Die Apfelscheiben in Walnussöl anbraten, mit den Säften ablöschen; vom Herd nehmen. Rosinen und gehackte Walnüsse dazugeben. Mit Salz und Pfeffer abschmecken. Das heiße Dressing über den Kohl geben.

Eine Portion enthält:
210 kcal/876 kj; 3 g Eiweiß; 9 g Fett; 28 g Kohlenhydrate; 5 g Ballaststoffe

Foto rechts: Grüne-Bohnen-Salat

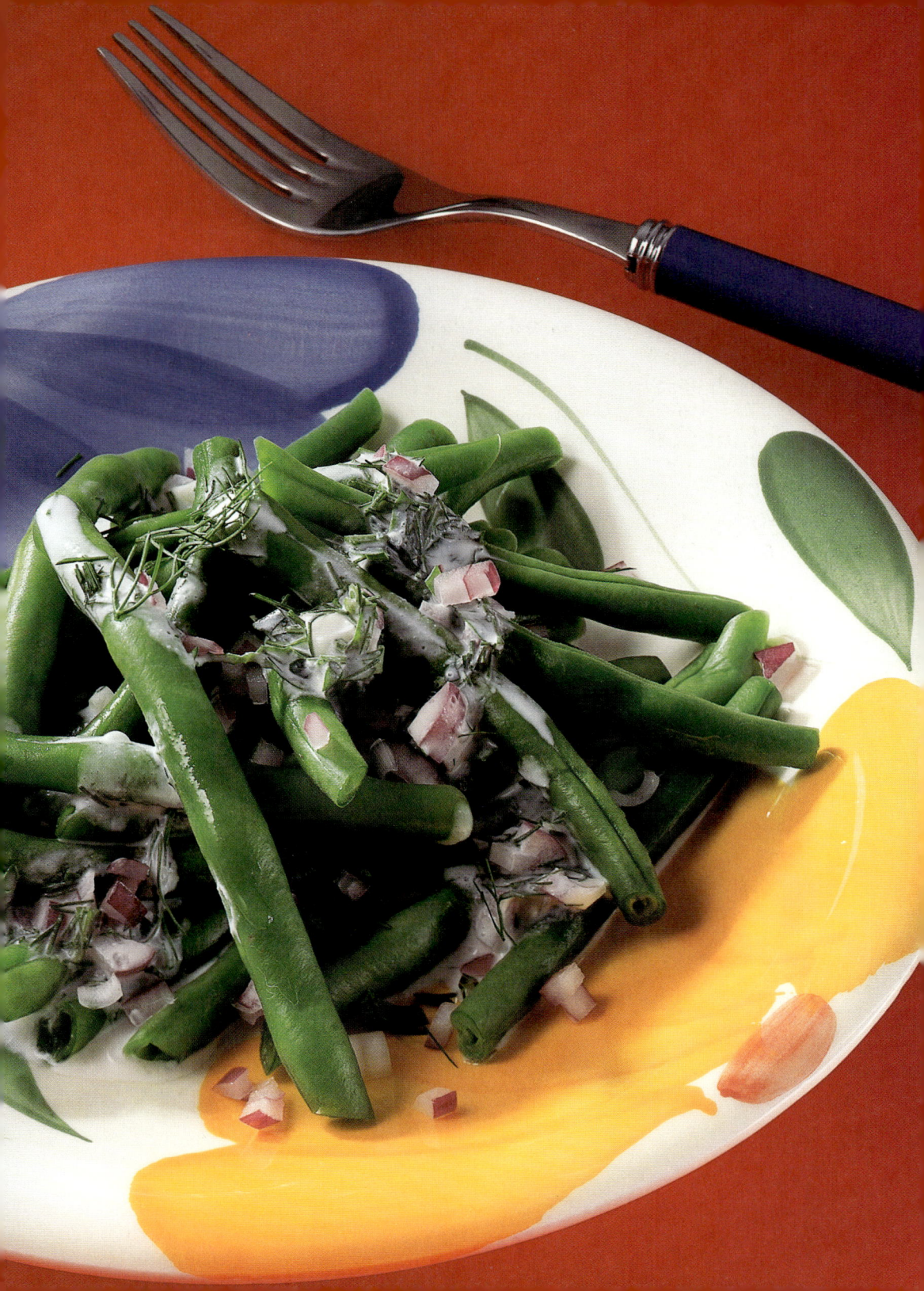

Zwiebel-Knoblauch-Cremesuppe

2 kleine Zwiebeln (120 g)

2 Knoblauchzehen (4 g)

150 ml Gemüsebrühe

50 ml Weißwein

¼ Lorbeerblatt

fluoridiertes Jodsalz

weißer Pfeffer

1 Frühlingszwiebel (25 g)

1 EL saure Sahne,
10 % Fett (15 g)

1 Zwiebeln und Knoblauchzehen schälen und in Scheiben schneiden. Gemüsebrühe mit Weißwein erhitzen, Lorbeerblatt, Zwiebel- und Knoblauchscheiben dazugeben; 10 bis 15 Minuten kochen. Mit Salz und Pfeffer abschmecken. Die Suppe ohne das Lorbeerblatt pürieren.

2 Die Frühlingszwiebel waschen, putzen und in Ringe schneiden. Die saure Sahne glatt rühren und in die Suppe einrühren. Nicht mehr kochen lassen. Vor dem Servieren mit den Frühlingszwiebelringen bestreuen.

Eine Portion enthält:
118 kcal/493 kJ; 5 g Eiweiß; 2 g Fett;
10 g Kohlenhydrate; 3 g Ballaststoffe

Maiscremesuppe

½ kleine Zwiebel (30 g)

1 TL Sonnenblumenöl (5 g)

1 EL Mehl (Type 405, 10 g)

150 ml Milch, 1,5 % Fett

2 EL Gemüsemais (50 g)

fluoridiertes Jodsalz

weißer Pfeffer

Schnittlauch

1 Zwiebel schälen und fein hacken. Im Öl glasig dünsten. Mehl darüber stäuben und kurz anschwitzen lassen. Mit der Milch ablöschen und kräftig durchrühren.

2 Mais zugeben, kurz aufkochen; abschmecken. Schnittlauch in Röllchen schneiden und darüber streuen.

Eine Portion enthält:
197 kcal/824 kJ; 8 g Eiweiß; 8 g Fett;
22 g Kohlenhydrate; 2 g Ballaststoffe

Foto rechts: Zwiebel-Knoblauch-Cremesuppe

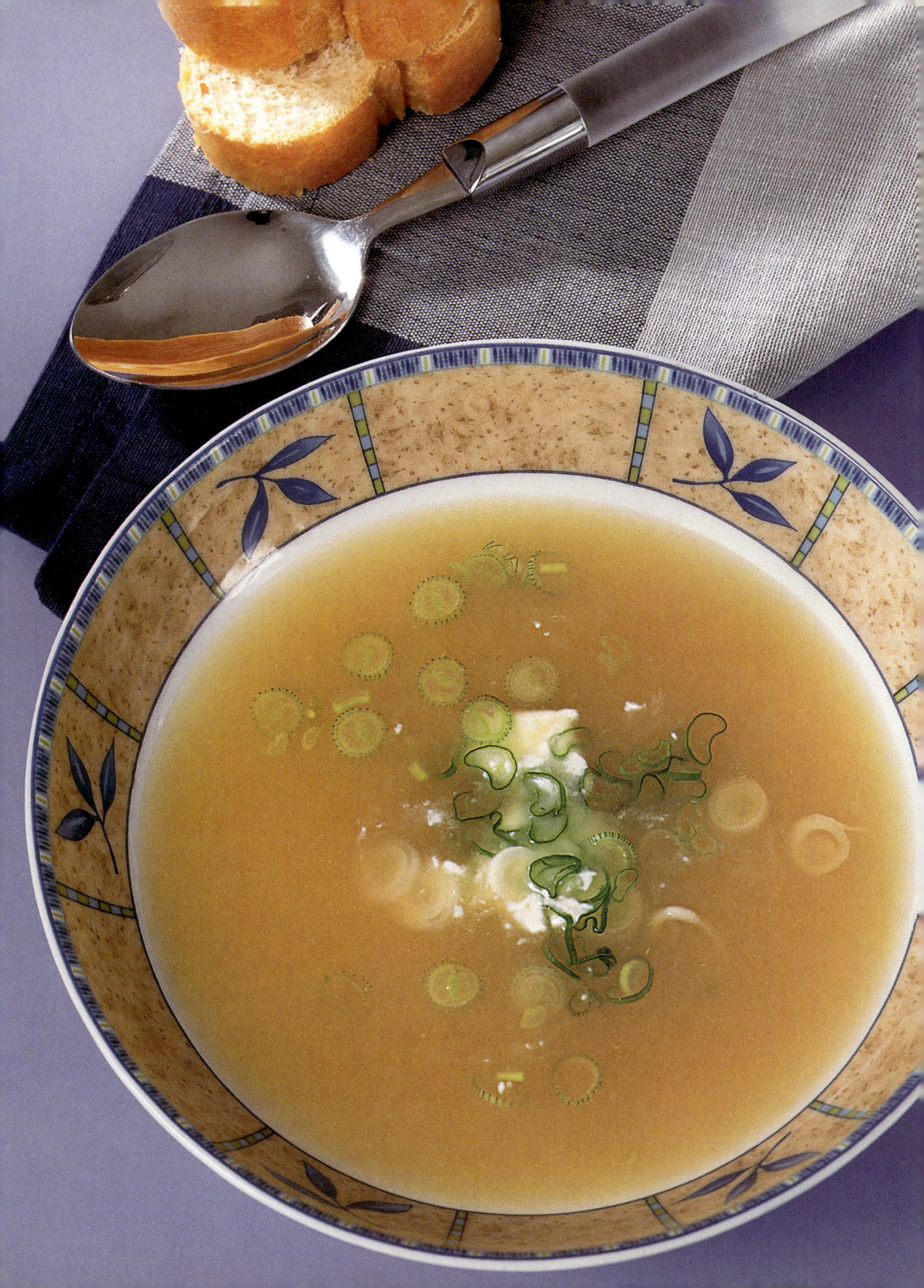

Hülsenfruchteintopf

75 g getrocknete Linsen
1 kleine Zwiebel (60 g)
1 kleine Lauchstange (100 g)
¼ Sellerieknolle (50 g)
1 mittlere Möhre (80 g)
½ Petersilienwurzel (25 g)
1 TL Olivenöl (5 g)
1 EL Tomatenmark (20 g)
2 Scheiben magerer, roher Schinken ohne Fettrand (20 g)
300 ml Gemüsebrühe
1 Lorbeerblatt
1 mittelgroße Kartoffel (80 g)
2 Zweige Petersilie
¼ Bund Kerbel
1 TL Dijonsenf (5 g)
fluoridiertes Jodsalz
bunter Pfeffer

Tipp

In Norddeutschland beliebt sind Hülsenfruchteintöpfe mit Essig und ein wenig Zucker, die eine süss-saure Note geben.

1 Linsen über Nacht in reichlich Wasser einweichen. Die Zwiebel schälen und in grobe Würfel schneiden. Den Lauch, den Sellerie, die Möhre und die Petersilienwurzel waschen, putzen und in große Stück schneiden.

2 Die Gemüsestücke in heißem Olivenöl kräftig anbraten, Tomatenmark und klein gewürfelten Schinken dazugeben, kurz mitbraten und mit der Gemüsebrühe aufgießen. Das Lorbeerblatt zufügen.

3 Die Kartoffel waschen, schälen, in feine Würfel schneiden und zusammen mit den abgetropften Linsen in den Topf geben. Das Ganze 30 bis 40 Minuten abgedeckt köcheln lassen.

4 Petersilie und Kerbel waschen und verlesen. Die Blättchen von den Stängeln zupfen und fein wiegen. Kräuter und Senf mit den Gewürzen zum Eintopf geben und einmal kurz aufkochen lassen.

Eine Portion enthält:
355 kcal/1484 kJ; 24 g Eiweiß; 11 g Fett; 39 g Kohlenhydrate; 15 g Ballaststoffe

Variante

Anstatt der Linsen können Sie den Eintopf auch mit getrockneten Erbsen zubereiten. Lassen Sie noch einen halben geriebenen Apfel mitgaren und verwenden Sie gekochten statt rohen Schinken und Tomatenmark statt Senf. Besonders fein wird der Eintopf, wenn Sie noch mit Balsamessig abschmecken.

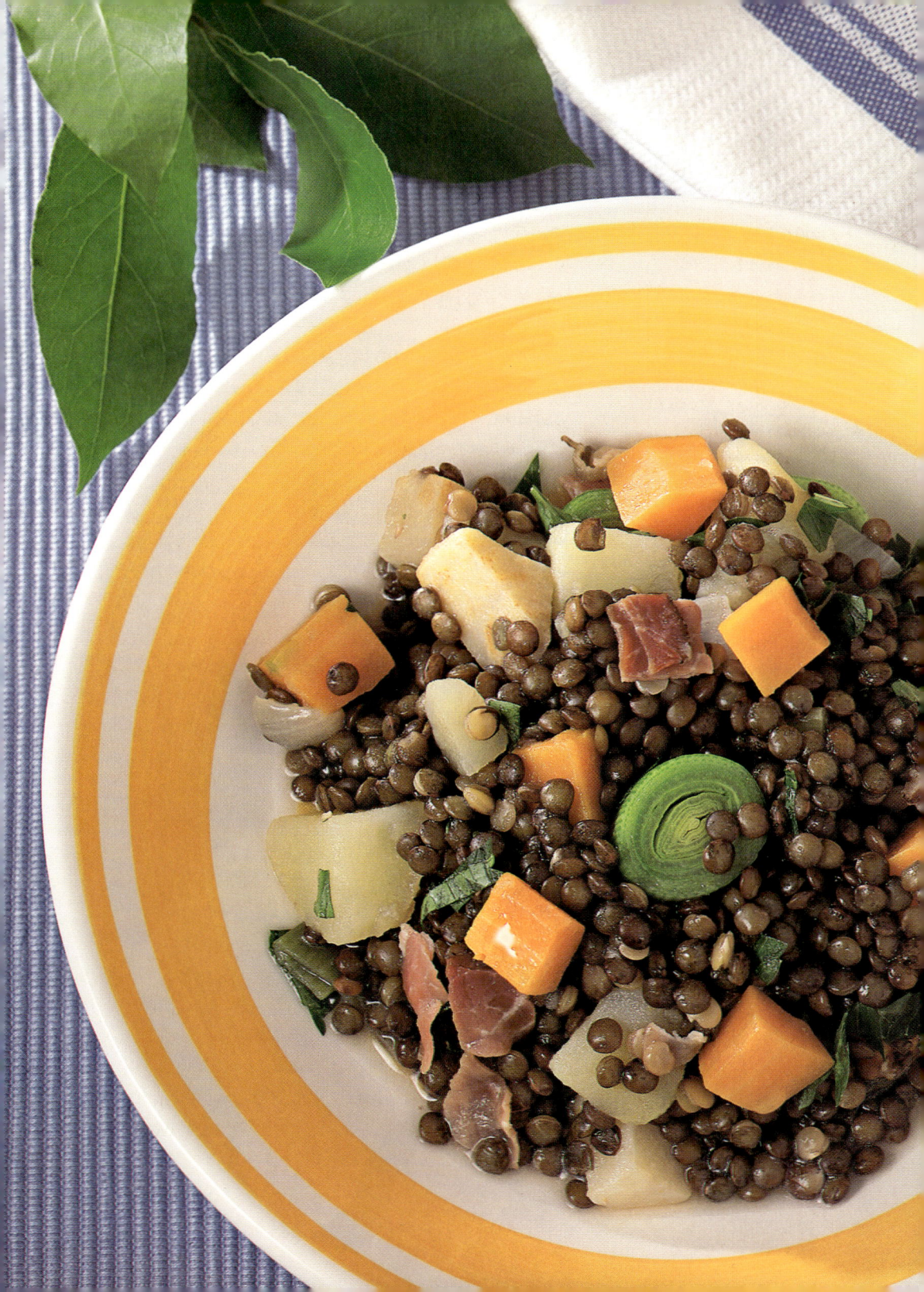

Kabeljaufilet im Gemüsebett

1 Portion

120 g Kabeljaufilet
1 EL Balsamessig (15 g)
fluoridiertes Jodsalz
1 Knoblauchzehe (2 g)
½ kleine rote Zwiebel (30 g)
½ kleine Aubergine (100 g)
½ kleiner Zucchino (75 g)
½ kleine gelbe Paprikaschote (80 g)
1 TL Olivenöl (extra vergine, 5 g)
1 EL Tomatenmark (15 g)
1 EL Kondensmilch, 7,5 % Fett (15 g)
Oregano, Thymian, Basilikum, Petersilie, Dill, Schnittlauch
1 Prise Zucker
bunter Pfeffer

Tipp

Als Beilage eignet sich ein Tomaten-Vollkorn-Risotto.

1 Das Kabeljaufilet säubern, mit Essig säuern und etwas salzen. Auf einem Teller beiseite stellen. Die Knoblauchzehe und die Zwiebel schälen. Den Knoblauch fein hacken und die Zwiebel grob würfeln.

2 Die Aubergine und den Zucchino waschen und in grobe Stücke schneiden. Die Paprikaschote ebenfalls waschen, die weißen Innenstege und die Kerne entfernen und das Fruchtfleisch in Stücke schneiden.

3 Das Öl in einer großen Pfanne erhitzen. Die Zwiebel, den Knoblauch und die Gemüse darin andünsten. Das Tomatenmark kurz mitrösten und mit der Kondensmilch ablöschen.

4 Das Fischfilet auf das Gemüsebett setzen und etwa fünf bis zehn Minuten bei geringer Hitze gar ziehen lassen. Die Kräuter unter kaltem Wasser abbrausen, trockenschütteln und fein hacken.

5 Das Gericht mit Zucker, Salz und Pfeffer sowie den fein gehackten Kräutern abschmecken.

Eine Portion enthält:
262 kcal/1095 kJ; 30 g Eiweiß; 8 g Fett; 15 g Kohlenhydrate; 8 g Ballaststoffe

Foto Seite 46/47

Fischroulade »Sylt«

1 Fischfilet säubern, mit Zitronensaft säuern und salzen. Zwiebel und Knoblauchzehe schälen und fein hacken. Die Tomate waschen, halbieren, Stielansatz herausschneiden und das Fruchtfleisch fein würfeln.

2 Das Öl erhitzen, die Zwiebel- und Knoblauchwürfel glasig dünsten. Die Tomatenwürfel dazugeben, kurz mitdünsten, das Tomatenmark dazugeben. Mit Salz, Pfeffer, Zucker und Zitronenschale abschmecken. Piment und Lorbeer zugeben. Kurz weiterköcheln lassen.

3 Die frischen Kräuter waschen, abzupfen und fein hacken; zu der Tomatenmasse geben. Das Pimentkorn und das Lorbeerblatt herausfischen.

4 Das Fischfilet mit der Tomatenmasse bestreichen, aufrollen und mit einem Zahnstocher feststecken.

5 Die Gemüsebrühe in einem Topf erhitzen und die Fischroulade darin Minuten gar dünsten. Den Sud mit der Kondensmilch verfeinern und eventuell nochmals mit Salz und Pfeffer abschmecken.

120 g Seezungenfilet
2 TL Zitronensaft (10 g)
fluoridiertes Jodsalz
½ kleine Zwiebel (30 g)
½ Knoblauchzehe (1 g)
1 kleine Tomate (60 g)
1 TL Sonnenblumenöl (5 g)
1 TL Tomatenmark (5 g)
weißer Pfeffer
1 Prise Zucker
etwas ger. ungespritzte Zitronenschale
1 Pimentkorn
½ Lorbeerblatt
1 Zweig Basilikum
1 Zweig Dill
40 ml Gemüsebrühe
1 EL Kondensmilch, 7,5 % Fett (15 g)

Eine Portion enthält:
208 kcal/869 kJ; 27 g Eiweiß; 8 g Fett; 6 g Kohlenhydrate; 1 g Ballaststoffe

Tipp

Zur Fischroulade passen Petersilienkartoffeln.

Variante

Anstatt Seezunge können Sie auch den preiswerteren Schellfisch verwenden. Zum Säuern des Schellfisches verwenden Sie Apfelessig.

1 Portion

Kräuterreis à la Mediterrané

4 EL Vollkorn- oder
Naturreis (60 g)

1 Knoblauchzehe (3 g)

300 ml Gemüsebrühe

1 geh. EL Walnüsse (20 g)

2 TL Sesamsamen (10 g)

1 TL Walnussöl (5 g)

Thymian

Basilikum

Oregano

1 Den Reis zusammen mit der geschälten Knoblauchzehe in der Gemüsebrühe 30 bis 40 Minuten garen.

2 Den gegarten Reis mit gehackten Walnüssen, trocken
angerösteten Sesamsamen, Walnussöl und den gewaschenen, gezupften und fein gewiegten Kräutern
vermischen und sofort servieren.

Eine Portion enthält:
**443 kcal / 1853 kJ; 9 g Eiweiß; 24 g Fett;
48 g Kohlenhydrate; 4 g Ballaststoffe**

1 Portion

Broccoli-Kartoffel-Püree

2 mittlere Kartoffeln (160 g)

300 ml Gemüsebrühe

100 g Broccoli

Muskatnuss

wenig gem. Kümmel

fluoridiertes Jodsalz

weißer Pfeffer

1 TL mittelscharfer Senf
(5 g)

1 Kartoffeln schälen und wie Salzkartoffeln in der Gemüsebrühe garen. Nach 15 Minuten den gewaschenen
Broccoli dazugeben und weitere fünf Minuten kochen.

2 Die gekochten Kartoffeln und den Broccoli zerstamp-
fen und mit den Gewürzen abschmecken. Zum Schluss
den Senf zugeben.

Eine Portion enthält:
**141 kcal / 585 kJ; 7 g Eiweiß; 1 g Fett;
26 g Kohlenhydrate; 7 g Ballaststoffe**

Foto rechts: Kräuterreis à la Mediterrané

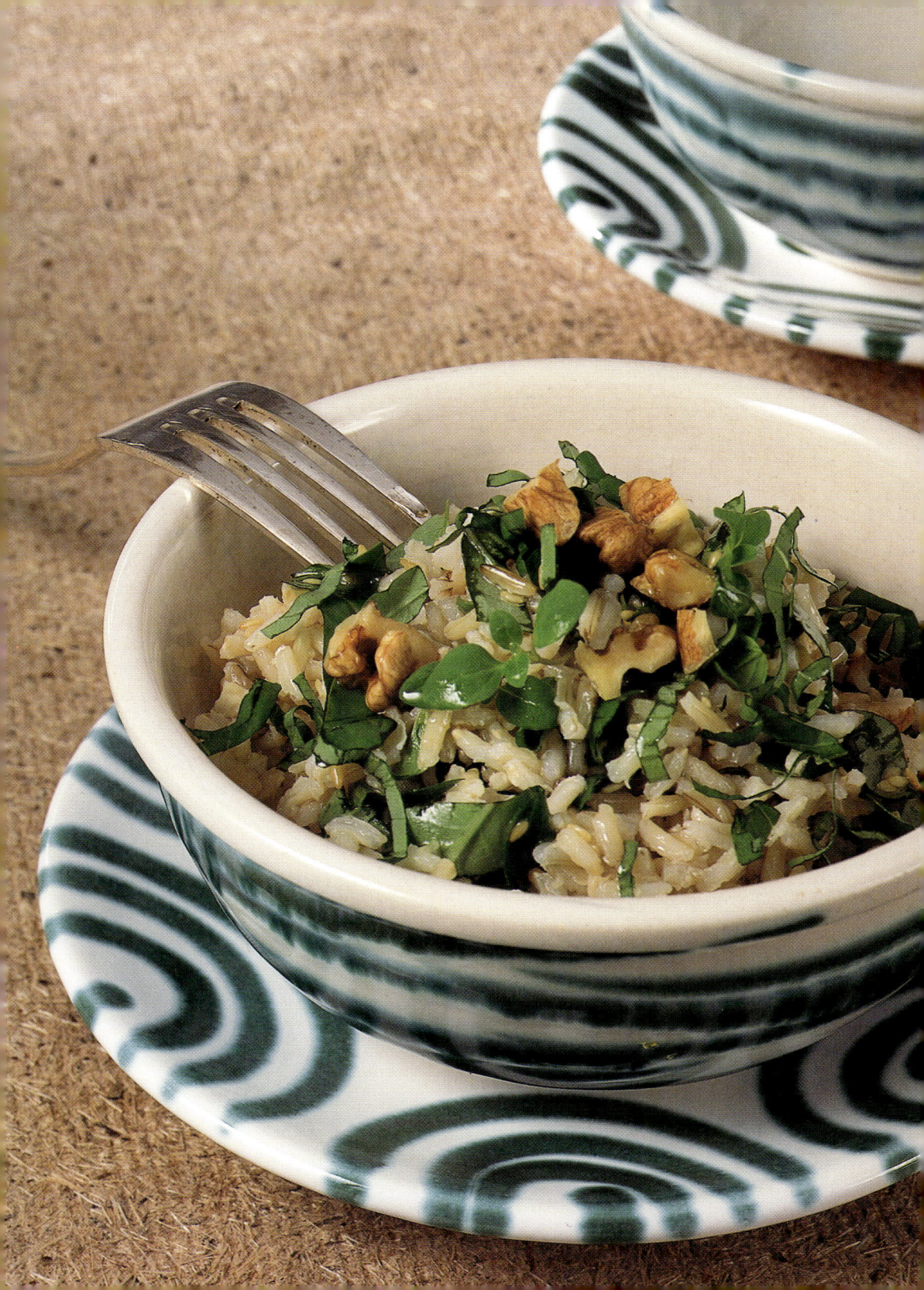

Basilikumspaghetti

½ **Bund Basilikum**
1 **Knoblauchzehe (2 g)**
1 **TL Pinienkerne (10 g)**
25 g **Peccorino**
2 **EL Olivenöl**
(extra vergine, 30 g)
fluoridiertes Jodsalz
weißer Pfeffer
80 g **Spaghetti**
(Vollkorn ohne Ei)

1 Basilikum, Knoblauch und Pinienkernen fein hacken. Käse reiben. Mit Öl, Basilikum, Pinienkernen und Knoblauch vermischen. Mit Salz und Pfeffer abschmecken.

2 Spaghetti in Salzwasser »al dente« garen. Abgießen und mit der Basilikumpaste vermischen. Sofort servieren.

Eine Portion enthält:
642 kcal/2684 kJ; 25 g Eiweiß; 42 g Fett;
50 g Kohlenhydrate; 10 g Ballaststoffe

Paprikareis

1 **kleine Zwiebel (60 g)**
½ **Knoblauchzehe (1 g)**
1 **TL Sojaöl (5 g)**
3 **EL Naturreis (45 g)**
300 ml **Gemüsebrühe**
½ **rote Paprikaschote (80 g)**
½ **grüne Paprikaschote (80 g)**
1 **Scheibe Lachsschinken (10 g)**
fluoridiertes Jodsalz
weißer Pfeffer
Petersilie

1 Zwiebel und Knoblauchzehe schälen, fein würfeln und im Öl andünsten. Reis dazugeben und mitdünsten. Brühe zugießen und zum Kochen bringen. Reis bei schwacher Hitze etwa 40 Minuten ausquellen lassen.

2 Paprika waschen, Scheidewände und Kerne entfernen. Fruchtfleisch in kleine Stücke schneiden. Kurz vor Ende der Garzeit Paprika und den in Streifen geschnittenen Schinken zum Reis geben. Mit Salz und Pfeffer würzen und die fein gewiegte Petersilie dazugeben.

Eine Portion enthält:
311 kcal/1299 kJ; 13 g Eiweiß; 9 g Fett;
44 g Kohlenhydrate; 8 g Ballaststoffe

Foto rechts: Basilikumspaghetti

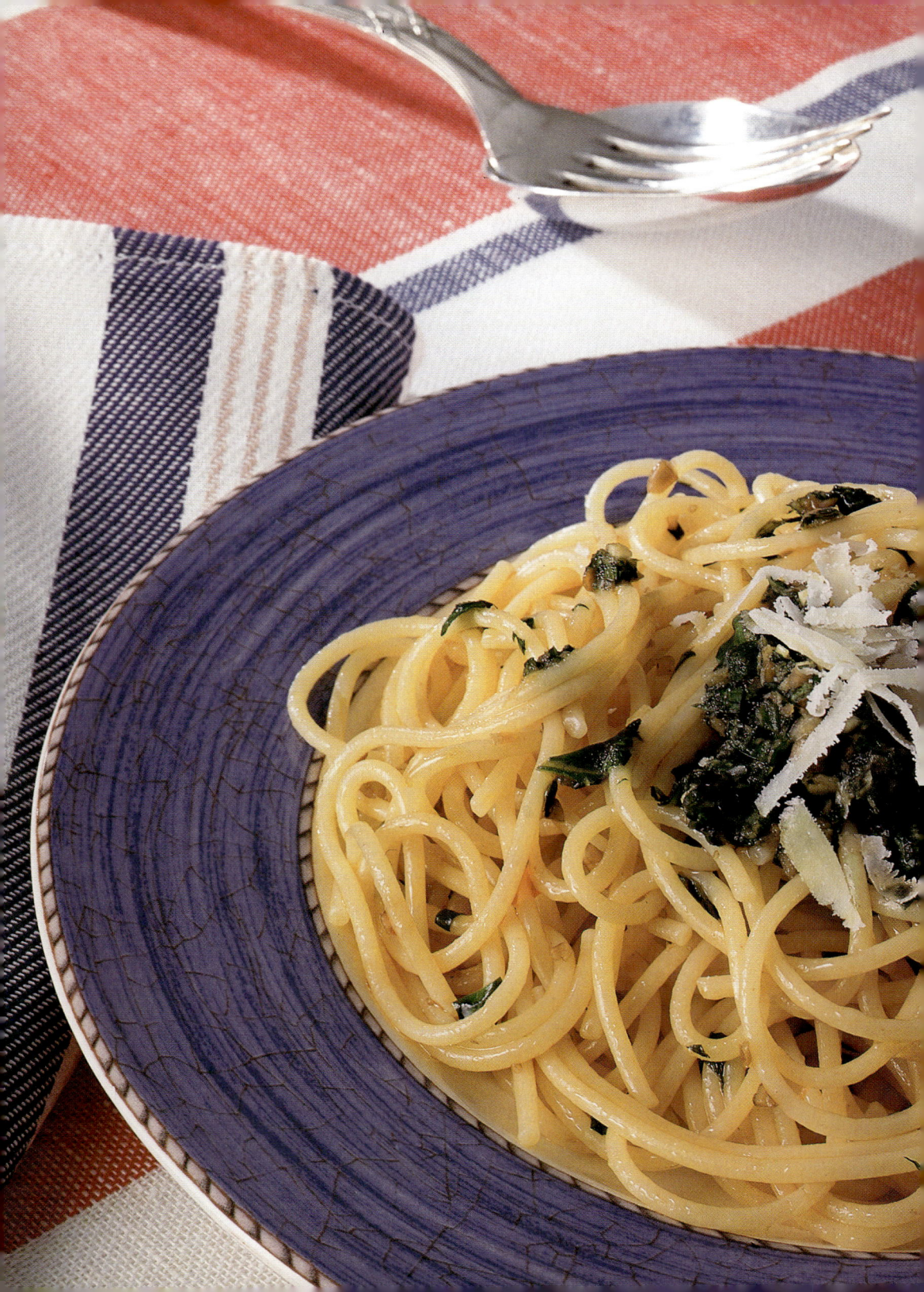

Sprossenpfanne »Asia«

1 Portion

4 geh. EL Naturreis (60 g)
300 ml Gemüsebrühe
150 g Mungobohnenkeime (frisch oder a. D.)
½ kleine Zwiebel (30 g)
1 Knoblauchzehe (2 g)
1 kleines Stück Ingwer (7 g)
1 TL Sojaöl (5 g)
1 Ring Ananas (a. D., 50 g)
1 Spritzer Sojasauce
2 EL Ananassaft (20 g)
wenig fluoridiertes Jodsalz
weißer Pfeffer
1 Prise Zucker
Curry
Paprika (edelsüß)
1 TL Sesamsamen (5 g)

1 Den Reis in ein Sieb geben und unter fließendem Wasser abspülen. Nach Packungsangabe etwa 30 Minuten in der Gemüsebrühe kochen.

2 Die Mungobohnenkeime waschen und verlesen. Die Zwiebel, die Knoblauchzehe und den Ingwer schälen und fein würfeln. Ingwer beiseite stellen.

3 Das Öl erhitzen und die Zwiebel- und Knoblauchwürfel darin glasig dünsten. Die Keime dazugeben und kurz mitdünsten.

4 Den Ananasring in kleine Stücke schneiden und ebenfalls mitdünsten. Mit der Sojasauce und dem Ananassaft ablöschen. Mit Salz, Pfeffer, Zucker, Curry und Paprika würzen. Sesamsamen untermischen.

5 Das Sprossengemüse mit dem gegarten Reis vermengen und sofort servieren.

Eine Portion enthält:
**359 kcal/1500 kJ; 13 g Eiweiß; 10 g Fett;
53 g Kohlenhydrate; 7 g Ballaststoffe**

Variante
Anstatt Ananas können Sie auch Mandarinen verwenden. Eine besonders pikante, eher indisch anmutende Variante erhalten Sie, wenn Sie anstatt Ananas Apfel verwenden und mit etwas Zimt würzen.

Foto rechts: Sprossenpfanne »Asia«

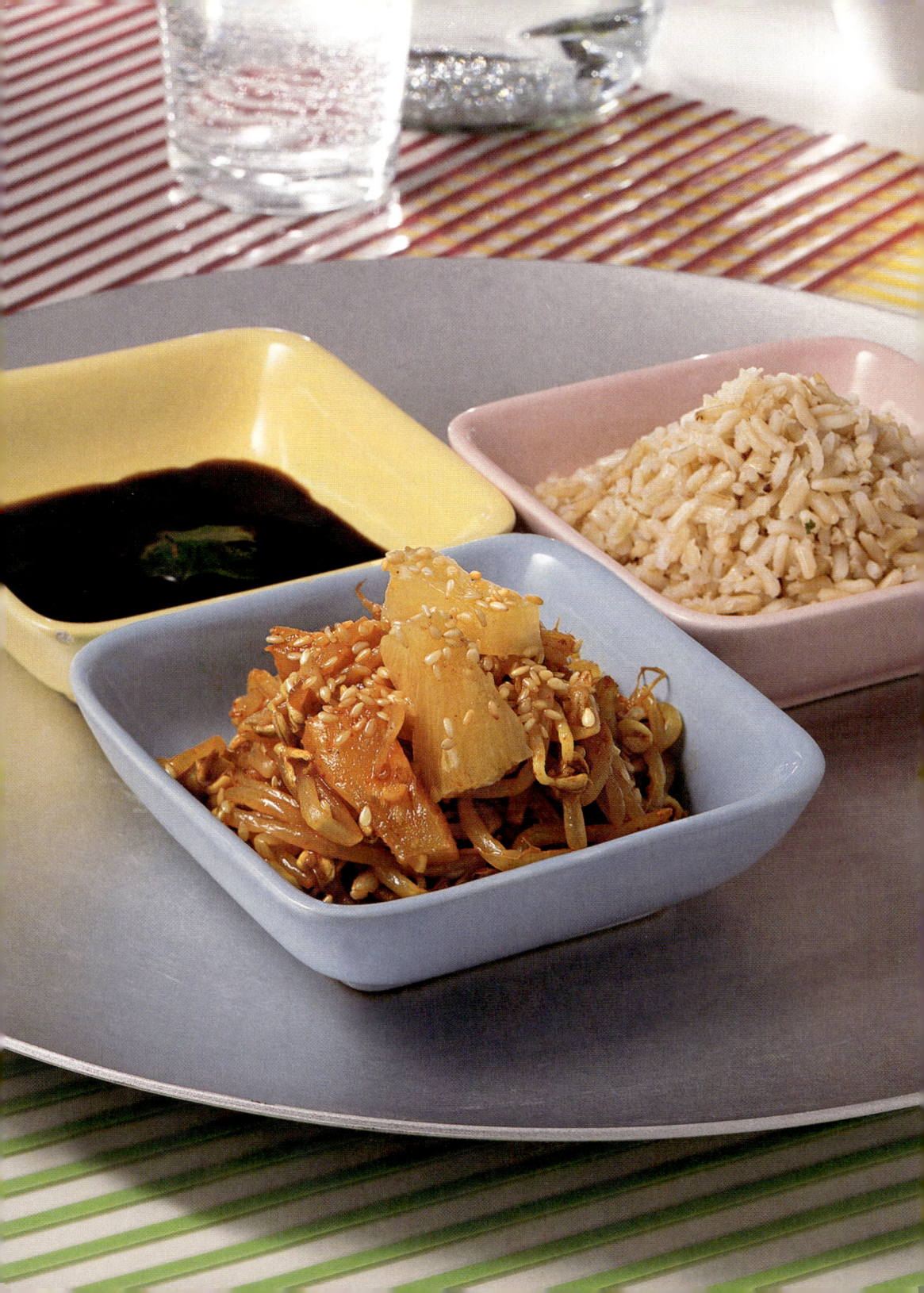

Italienisches Gemüsegratin

1 kleiner Zucchino (150 g)
4 kleine Champignons (40 g)
2 kleine Tomaten (120 g)
1 Knoblauchzehe (3 g)
1 TL Olivenöl (extra vergine, 5 g)
Basilikum, Thymian, Oregano
fluoridiertes Jodsalz
weißer Pfeffer
½ Pck. Mozzarella (60 g)

1 Zucchino, Champignons und Tomaten waschen, putzen und in Scheiben schneiden. Knoblauch schälen und fein würfeln. Gemüse und Knoblauch im heißen Öl anschwitzen. Die fein gehackten Kräuter dazugeben. Mit Salz und Pfeffer abschmecken.

2 Gemüse in eine Auflaufform geben, mit Käsescheiben belegen und im Backofen bei 200 °C überbacken.

Eine Portion enthält:
256 kcal/1070 kJ; 16 g Eiweiß; 18 g Fett; 7 g Kohlenhydrate; 4 g Ballaststoffe

Paprika-Weizenpfanne

60 g Weizenkörner (am Vorabend eingeweicht)
300 ml Gemüsebrühe
2 kleine Möhren (100 g)
½ rote Paprikaschote (80 g)
2 Frühlingszwiebeln (20 g)
1 TL Maiskeimöl (5 g)
Ingwer, Pfeffer, Koriander
fluoridiertes Jodsalz
1 EL geh. Kräuter (3 g)
1 TL ger. Käse, 30 % Fett i. Tr. (5 g)

1 Weizenkörner abbrausen und in der Gemüsebrühe zugedeckt etwa eine Stunde köcheln lassen. Die Gemüse waschen, putzen und in kleine Stücke schneiden.

2 Die Möhren- und Paprikastücke im heißen Öl andünsten. Frühlingszwiebel zugeben und mitdünsten. Mit Gewürzen und gehackten Kräutern abschmecken. Weizen untermischen. Mit dem Käse bestreut servieren.

Eine Portion enthält:
306 kcal/1279 kJ; 11 g Eiweiß; 8 g Fett; 47 g Kohlenhydrate; 13 g Ballaststoffe

Foto rechts: Italienisches Gemüsegratin

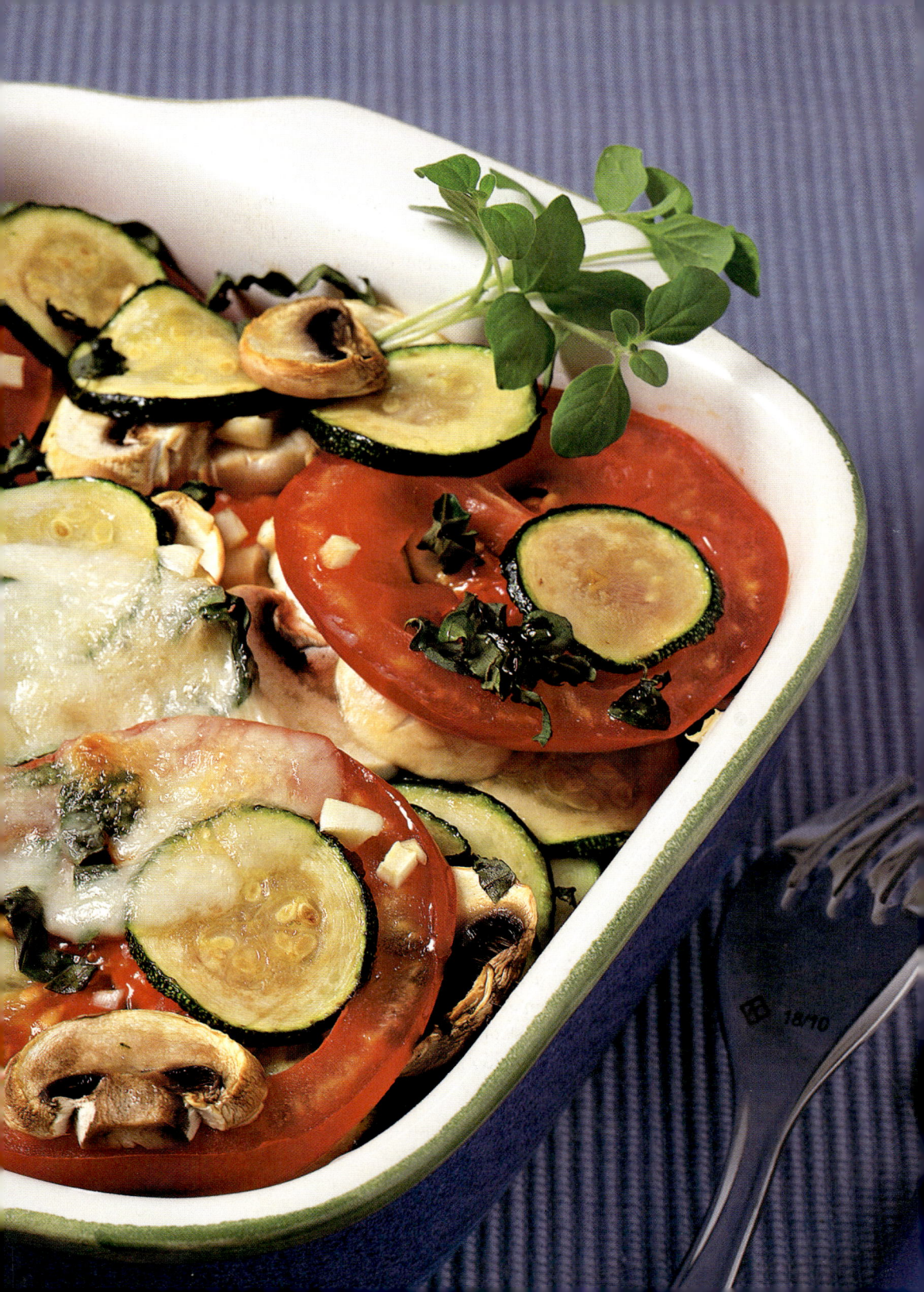

1 Portion

3 geh. EL Vollkornreis (60 g)
fluoridiertes Jodsalz
2 geh. EL Magerquark (60 g)
1 EL Semmelbrösel (20 g)
1 EL ger. Parmesan (5 g)
2 Zweige Basilikum
weißer Pfeffer
1 TL Olivenöl (extra vergine, 5 g)
2 kleine Stangen Lauch (200 g)
2 kleine Tomaten (120 g)
1 Knoblauchzehe (2 g)
1 EL saure Sahne, 10 % Fett (20 g)

Tipp

Dazu passt ein leckerer Feldsalat mit Dressing aus Walnussöl, Rotweinessig und trocken angerösteten Walnusskernen.

Basilikum-Reisbällchen auf Tomaten-Lauch-Gemüse

1 Reis nach Packungsanleitung etwa 30 Minuten in Salzwasser garen und abkühlen lassen. Den Quark mit den Semmelbröseln und dem Parmesankäse unter den Reis mischen.

2 Den Basilikum waschen, Blättchen abzupfen, hacken und unter die Reismasse geben. Alles mit Salz und Pfeffer abschmecken. Mit beiden Händen drei kleine Bällchen formen.

3 Die Reisbällchen in einer Pfanne mit heißem Olivenöl goldbraun anbraten. Die Bällchen herausheben, auf einer dicken Lage Küchenkrepp abtropfen lassen und warm stellen.

4 Den Lauch und die Tomaten waschen und putzen, Lauch in Ringe und Tomaten in große Würfel schneiden. Den Knoblauch abziehen und fein würfeln.

5 Im restlichen heißen Öl das Gemüse und den Knoblauch anschwitzen, mit Salz und Pfeffer würzen und die Pfanne von der Platte ziehen.

6 Die saure Sahne verrühren und über das Gemüse geben. Reisbällchen mit dem Gemüse auf einem Teller anrichten und sofort servieren.

Eine Portion enthält:
488 kcal/2040 kJ; 23 g Eiweiß; 12 g Fett; 71 g Kohlenhydrate; 8 g Ballaststoffe

Gefüllte Fleischtomaten

1 Die über Nacht eingeweichten Getreidekörner in der Gemüsebrühe 30 Minuten köcheln lassen. Den Backofen auf 200 °C vorheizen.

2 Die Fleischtomate waschen, an der Unterseite einen Deckel abschneiden. Das Fruchtfleisch mit einem Löffel aushöhlen und beiseite legen.

3 Die Zwiebel und die Knoblauchzehe schälen und fein hacken. Den Schinken fein würfeln.

4 Das Öl erhitzen, die Zwiebel- und Knoblauchwürfel andünsten, den klein geschnittenen Schinken und das fein geschnittene Fruchtfleisch der Tomate dazugeben. Mit dem Essig ablöschen und mit dem Parmesankäse, den Gewürzen und den gewaschenen und klein geschnittenen Kräutern abschmecken.

5 Die gegarten Getreidekörner zu der Gemüsemasse geben und kurz mitköcheln lassen.

6 Die Masse in die ausgehöhlte Tomate einfüllen und mit den Mozzarellascheiben belegen. Den Deckel in kleine Würfel schneiden und über die Käsescheiben streuen.

7 Die Tomate in eine kleine Auflaufform setzen, mit dem Tomatensaft aufgießen und im Backofen so lange überbacken, bis der Käse zerläuft.

Eine Portion enthält:
**360 kcal/1505 kJ; 22 g Eiweiß; 17 g Fett;
30 g Kohlenhydrate; 6 g Ballaststoffe**

Zutaten
2 EL Weizenkörner (30 g)
300 ml Gemüsebrühe
1 Fleischtomate (150–200 g)
½ kleine Zwiebel (30 g)
1 Knoblauchzehe (3 g)
1 Scheibe roher Schinken (ohne Fettrand, 10 g)
1 TL Olivenöl (extra vergine, 5 g)
½ TL Balsamessig (3 g)
1 TL ger. Parmesan (3 g)
fluoridiertes Jodsalz
Pfeffer
1 Basilikumblatt
Thymian
2 dünne Scheiben Mozzarella (30 g)
75 ml Tomatensaft

Tipp

Anstatt Tomate können Sie auch eine große Gemüsezwiebel, eine Aubergine oder einen mittelgroßen Zucchino füllen.

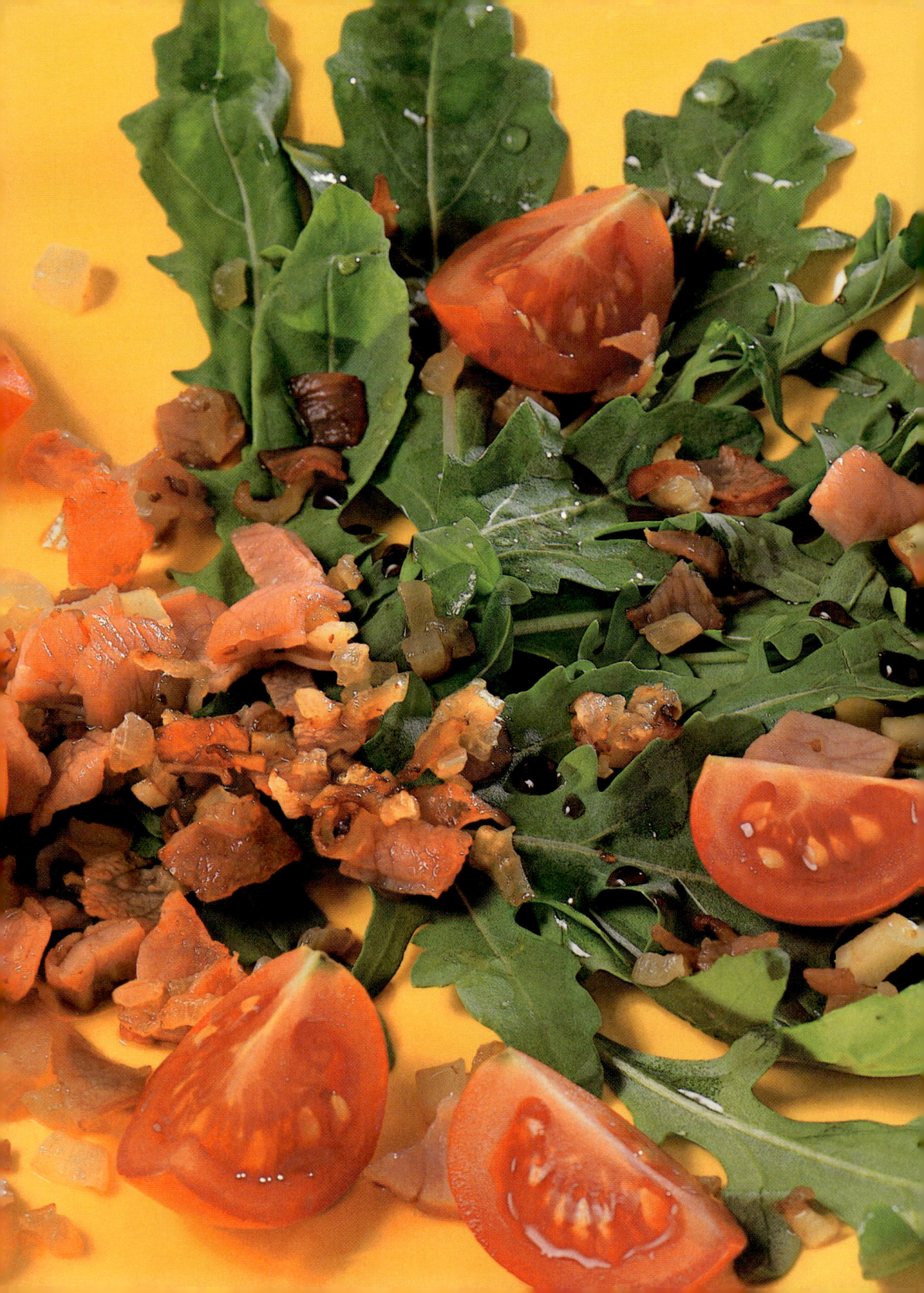

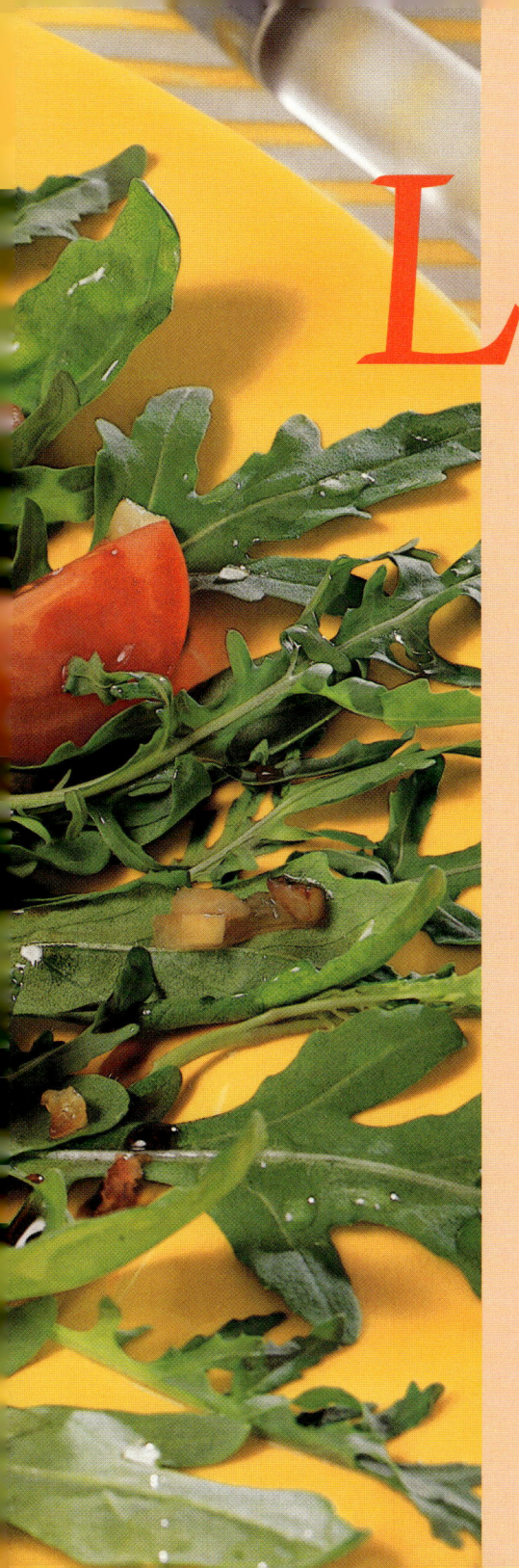

Leichte Abendessen

Besser als arachidonsäurereiche Wurst, die Ihre Entzündung fördert, sind unsere selbst gemachten vitalstoffreichen Aufstriche und Pasten, die auch als Dip für Gemüse, Salat oder Pellkartoffeln Geschmack und Abwechslung auf den Tisch bringen. Vollkornbrot und knackige Salate enthalten Ballaststoffe, die lange satt machen und zusätzlich die Verdauung und den Cholesterinspiegel regulieren. Gönnen Sie sich den Wechsel zu einer kreativen Küche, die Ihre Rheumabeschwerden lindert und lecker schmeckt.

Gemischter Chicoréesalat

1 Portion

1 Chicorée (100 g)
¼ rote Paprika (40 g)
¼ gelbe Paprika (40 g)
100 g Gurke
½ kleine Zwiebel (30 g)
1 TL Weinessig (5 g)
1 TL Maiskeimöl (5 g)
fluoridiertes Jodsalz
weißer Pfeffer

1 Chicorée waschen, putzen, Wurzelansatz keilförmig herausschneiden; in Blätter zerpflücken. Die Paprika waschen, putzen und in Streifen, die Gurke waschen und in Scheiben schneiden. Die Zwiebel schälen und in Ringe schneiden. Alles auf einem Teller anrichten.

2 Aus Essig, Öl, Salz und Pfeffer ein Dressing zubereiten und über den Salat träufeln.

Eine Portion enthält:
99 kcal/415 kJ; 3 g Eiweiß; 6 g Fett;
8 g Kohlenhydrate; 5 g Ballaststoffe

Bunter Kartoffelsalat à la Mama

1 Portion

2 Kartoffeln (120 g)
2 EL Gemüsebrühe (20 g)
1 kleine Zwiebel (60 g)
¼ Salatgurke (100 g)
¼ rote Paprika (40 g)
¼ gelbe Paprika (40 g)
1 EL Sonnenblumenöl (10 g)
1 EL Weißweinessig (10 g)
1 TL Kapern (5 g)
Petersilie
Schnittlauch
weißer Pfeffer
fluoridiertes Jodsalz
1 Scheibe gekochter Schinken (30 g)

1 Kartoffeln waschen und als Pellkartoffeln garen. Pellen und in Scheiben schneiden, abkühlen lassen und dann mit heißer Gemüsebrühe übergießen.

2 Zwiebel schälen und in Scheiben schneiden. Gurke und Paprikaschoten waschen und in Würfel schneiden.

3 Dressing aus Öl, Essig, Kapern, Kräutern und Gewürzen herstellen; über die Kartoffeln geben. Gemüse unterheben. Den Schinken würfeln und darüber streuen.

Eine Portion enthält:
329 kcal/1375 kJ; 13 g Eiweiß; 14 g Fett;
34 g Kohlenhydrate; 8 g Ballaststoffe

Rucolasalat mit heißem Dressing

1 Den Rucolasalat waschen, putzen, in der Salatschleuder gut trocknen. Tomaten waschen und halbieren.

2 Zwiebel und Knoblauch schälen, fein hacken und mit dem fein gewürfelten Lachsschinken in Olivenöl scharf anbraten. Würzen, mit Balsamessig ablöschen.

3 Die Pfanne vom Herd nehmen und die Zwiebelmischung über den Rucolasalat geben. Cocktailtomaten dazugeben und sofort servieren.

Eine Portion enthält:
230 kcal/961 kJ; 9 g Eiweiß; 19 g Fett; 6 g Kohlenhydrate; 2 g Ballaststoffe

Foto Seite 68/69

½ Schale Rucolasalat (60 g)
4 Cocktailtomaten (40 g)
1 kleine Zwiebel (60 g)
1 Knoblauchzehe (2 g)
2 Scheiben Lachsschinken (20 g)
1 EL Olivenöl (extra vergine, 15 g)
weißer Pfeffer
fluoridiertes Jodsalz
1 Prise Zucker
1 EL Balsamessig (15 g)

Sauerkrautsalat mit Ananas

1 Rosinen 30 Minuten in Wasser einweichen. Ananasringe in Stücke schneiden. Sauerkraut mit den weichen Rosinen und den Ananasstücken vermischen.

2 Ananassaft, Walnussöl, Zitronensaft, weißen Pfeffer, Salz und Zucker zu einer Marinade verrühren und kurz vor dem Servieren über den Salat geben.

Eine Portion enthält:
234 kcal/978 kJ; 3 g Eiweiß; 6 g Fett; 39 g Kohlenhydrate; 8 g Ballaststoffe

2 EL Rosinen (30 g)
2 Ringe Ananas (a. D., 100 g)
150 g abgetropftes Sauerkraut (frisch oder a. D.)
40 ml Ananassaft
1 TL Walnussöl (5 g)
1 Spritzer Zitronensaft
weißer Pfeffer
fluoridiertes Jodsalz
1 Prise Zucker

1 Portion

Kartoffel-Gemüsesuppe

½ kleine Zwiebel (30 g)
½ Knoblauchzehe (1 g)
1 kleine Möhre (50 g)
½ kleine Sellerieknolle (150 g)
½ kleine Petersilienwurzel (100 g)
2 mittlere Kartoffeln (120 g)
½ Stange Lauch (100 g)
1 TL Maiskeimöl (5 g)
250 ml Gemüsebrühe
fluoridiertes Jodsalz
Pfeffer, Lorbeerblatt, Piment, Muskat, Liebstöckel
frischer Majoran

1 Zwiebel und Knoblauch schälen und in kleine Würfel schneiden. Die Gemüse waschen, putzen und ebenfalls würfeln schneiden; Lauch in Ringe schneiden.

2 Öl in einem Topf erhitzen, Zwiebel und Knoblauch anschwitzen. Gemüse dazugeben, kurz mitdünsten. Mit der Brühe ablöschen, mit den Gewürzen abschmecken und den Eintopf 25 bis 30 Minuten köcheln lassen. Am Ende der Garzeit den Eintopf nochmals abschmecken und den Majoran hinzugeben.

Eine Portion enthält:
293 kcal/1223 kJ; 15 g Eiweiß; 7 g Fett; 39 g Kohlenhydrate; 18 g Ballaststoffe

1 Portion

Käsesuppe mit Broccoli

100 g Broccoli
fluoridiertes Jodsalz
30 g Schmelzkäse, 30 % F. i. Tr.
4 EL Milch, 1,5 % Fett (60 ml)
weißer Pfeffer
Muskatnuss

1 Broccoli putzen, waschen und die Röschen halbieren. In kochendem Salzwasser kurz blanchieren, herausnehmen. Dabei 150 ml Kochwasser auffangen.

2 Käse in Kochbrühe und Milch schmelzen. Mit den Gewürzen abschmecken. Broccoli in der Suppe erwärmen.

Eine Portion enthält:
119 kcal/497 kJ; 13 g Eiweiß; 5 g Fett; 5 g Kohlenhydrate; 3 g Ballaststoffe

Foto rechts: Kartoffel-Gemüsesuppe

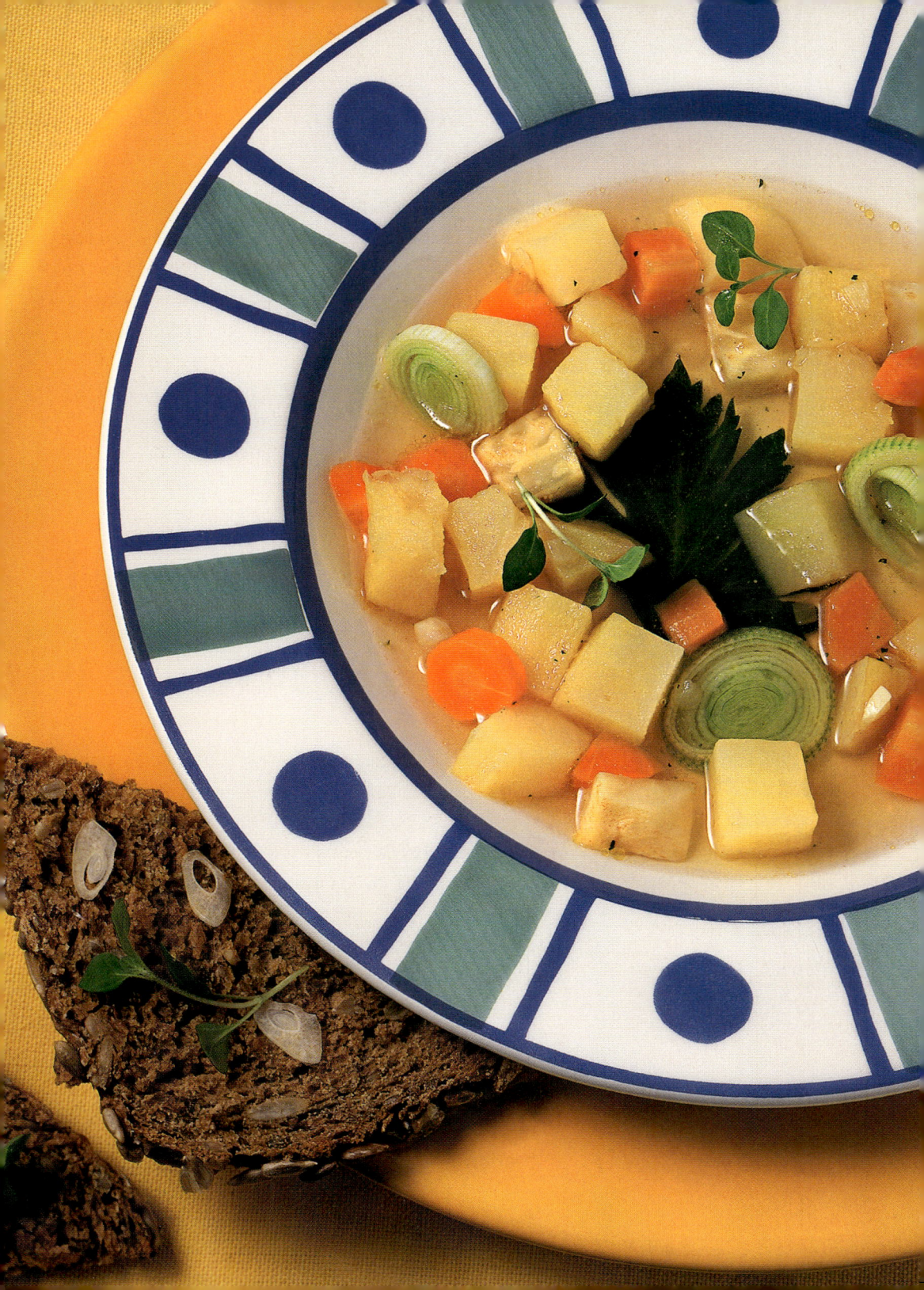

2 Portionen

150 g Kabeljaufilet
1 EL Zitronensaft (10 g)
fluoridiertes Jodsalz
1 TL Dijonsenf (5 g)
1 TL Tomatenmark (5 g)
2 EL Semmelbrösel (20 g)
1 geh. EL Magerquark (30 g)
2 Zweige Dill
1 TL Sesamsamen (5 g)
weißer Pfeffer
½ kleine geh. Zwiebel (30 g)
etwas Weizenmehl
1 EL Sojaöl (15 g)

Fischfrikadellen

1 Fisch mit Zitronensaft säuern, salzen und durch den Wolf drehen. Mit Senf, Tomatenmark, Semmelbrösel und Quark vermengen. Klein gezupften Dill, geröstete Sesamsamen, Zwiebeln und Pfeffer zur Masse geben.

2 Masse im Kühlschrank abgedeckt ruhen lassen. Danach zwei Frikadellen formen, mehlieren und in heißem Öl von jeder Seite goldbraun braten.

Das Rezept enthält:
364 kcal/1523 kJ; 38 g Eiweiß; 14 g Fett;
19 g Kohlenhydrate; 2 g Ballaststoffe

1 Portion

2½ Blatt weiße Gelatine
150 ml Gemüsebrühe
60 g Lachsfilet
½ mittlere Möhre (40 g)
½ rote Paprikaschote (40 g)
50 g Erbsen
2 TL Zitronensaft (10 g)
fluoridiertes Jodsalz
weißer Pfeffer

Fisch-Gemüse-Aspik

1 Gelatine einweichen. Brühe aufkochen. Den klein geschnittenen Lachs darin gar ziehen lassen. Gemüse putzen und klein schneiden; mit Erbsen in der Brühe garen. Brühe abseihen und Gelatine darin lösen; würzen.

2 Etwas Brühe in ein Gefäß (ca. 9 x 9 cm) gießen, gelieren lassen. Fisch auflegen und mit Brühe bedecken. Gemüse und weitere Brühe einfüllen. Über Nacht kalt stellen.

Eine Portion enthält:
220 kcal/920 kJ; 21 g Eiweiß; 9 g Fett;
13 g Kohlenhydrate; 6 g Ballaststoffe

Foto rechts: Fischfrikadellen

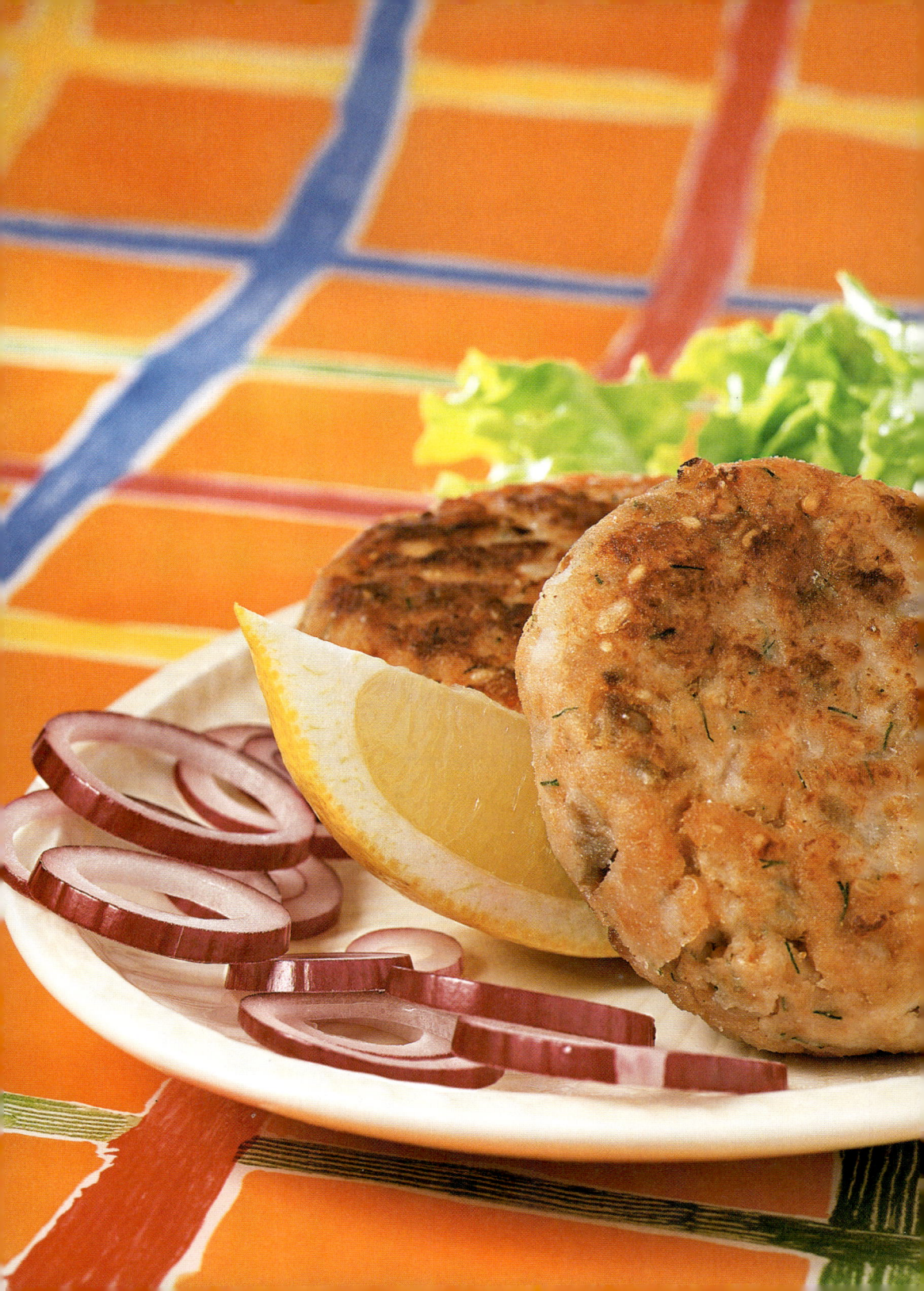

1 Portion

2 Scheiben Vollkorn-toastbrot (40 g)
2 Blätter Eisbergsalat
½ Dose Tunfisch (naturell, a.D., 90 g)
½ kleine Zwiebel (30 g)
¼ rote Paprikaschote (40 g)
2 TL Jogurt, 1,5 % Fett (10 g)
2 TL saure Sahne, 10 % Fett (10 g)
1 TL Senf (5 g)
fluoridiertes Jodsalz
Pfeffer
Paprikapulver (edelsüß)
1 Zweig Petersilie

Tipp

Anstatt Vollkorntoastbrot können Sie auch ein Vollkornbrot (beispielsweise ein Sonnenblumen-Vollkornbrot) verwenden. Das Vollkornbrot schmeckt auch getoastet lecker.

Tunfisch-Sandwich »Vitale«

1 Vollkorntoast im Toaster rösten und jeweils diagonal halbieren. Eisbergsalat waschen, putzen, trockentupfen und auf zwei Toastscheiben legen.

2 Den Tunfisch in mundgerechte Stücke teilen, die Zwiebel schälen und in dünne Scheiben schneiden, die Paprikaschote waschen, putzen und in feine Streifchen schneiden.

3 Den Jogurt mit der sauren Sahne und dem Senf vermischen und mit den Gewürzen kräftig abschmecken.

4 Sauce mit dem Fisch und dem Gemüse vermischen, unterheben und auf das Salatblatt geben. Mit Petersilie garnieren und die restlichen Toastscheiben auflegen.

Eine Portion enthält:
371 kcal / 1551 kJ; 27 g Eiweiß; 19 g Fett; 24 g Kohlenhydrate; 4 g Ballaststoffe,

Variante

Dünsten Sie ein kleines Stück Fischfilet (z. B. Kabeljau oder Schellfisch) in einem Essig-Piment-Wassersud zwei bis drei Minuten. Das Filet aus dem Sud nehmen, trockentupfen und abkühlen lassen. Den Sud durchsieben und einen Teelöffel davon in die Sauce geben. Das abgekühlte Fischfilet statt des Tunfischs verwenden. Einen mediterranen Touch erhalten Sie, wenn Sie zwei schwarze Oliven in die Sauce würfeln.

Foto rechts: Tunfisch-Sandwich »Vitale«

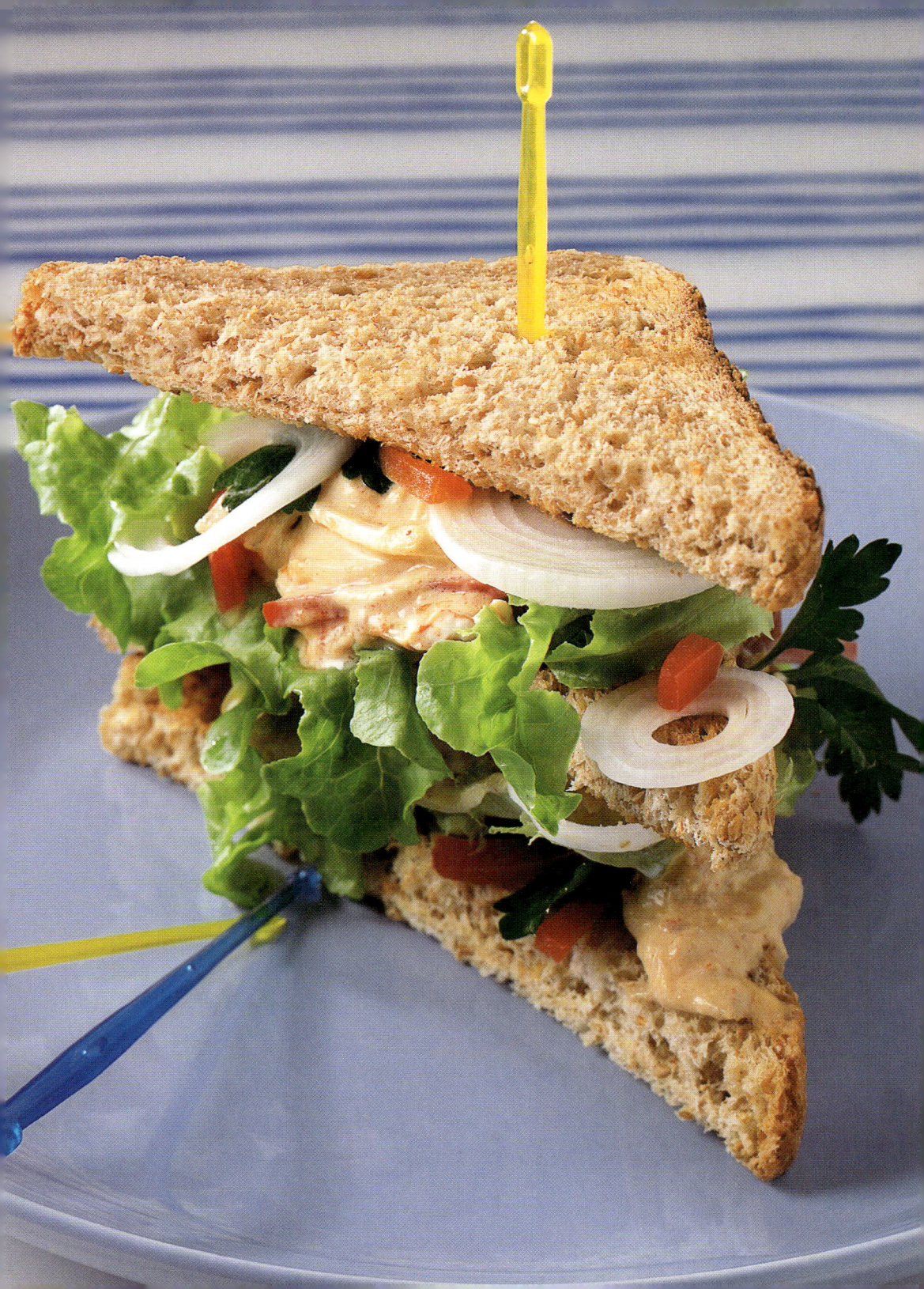

5 – 6 Portionen

Kidneybohnen-Mousse

50 g Kidneybohnen (a.D.)

¼ gelbe Paprikaschote (40 g)

½ kleine Tomate (30 g)

1 TL Olivenöl (5 g)

1 EL Tomatenmark (15 g)

½ Knoblauchzehe (1 g)

1 EL Naturjogurt, 1,5 % Fett (15 g)

Paprikapulver (scharf)

Oregano, Majoran

Pfeffer

fluoridiertes Jodsalz

1 Kidneybohnen klein schneiden. Paprikaschote und Tomate waschen, putzen, würfeln und im heißen Olivenöl andünsten. Tomatenmark und fein gehackte Knoblauchzehe kurz mitdünsten.

2 Paprika-Tomaten-Masse mit den klein geschnittenen Kidneybohnen und dem Jogurt mischen. Mit den Gewürzen abschmecken und abkühlen lassen.

Das Rezept enthält:
114 kcal / 477 kJ; 5 g Eiweiß; 6 g Fett; 10 g Kohlenhydrate; 5 g Ballaststoffe

5 Portionen

Grünkern-Paprika-Aufstrich

1 EL Grünkern (15 g)

75 ml Gemüsebrühe

½ kleine Zwiebel (30 g)

¼ Paprikaschote (40 g)

1 TL Olivenöl (extra vergine, 5 g)

2 geh. EL Magerquark (60 g)

Cayennepfeffer

fluordiertes Jodsalz

Paprikapulver (edelsüß)

Schnittlauch

1 Grünkern in wenig Gemüsebrühe weich kochen; abtropfen. Zwiebel schälen, fein hacken. Paprikaschote waschen, putzen und in kleine Würfel schneiden. Öl erhitzen, Gemüse und Grünkern darin andünsten und abkühlen lassen.

2 Magerquark mit den Gewürzen und dem gewaschenen und in feine Röllchen geschnittenen Schnittlauch vermischen, das gedünstete Gemüse und den Grünkern dazugeben und untermischen.

Das Rezept enthält:
173 kcal / 723 kJ; 12 g Eiweiß; 6 g Fett; 17 g Kohlenhydrate; 4 g Ballaststoffe

Möhren-Meerrettich-Aufstrich

1 Die Möhre waschen, putzen und fein reiben. Den Magerquark mit dem Öl und dem Meerrettich verrühren. Die geriebenen Möhren unterheben.

2 Den Dill waschen, abzupfen und fein hacken. Dill und Gewürze zum Aufstrich geben.

Das Rezept enthält:
115 kcal/481 kJ; 9 g Eiweiß; 5 g Fett;
7 g Kohlenhydrate; 4 g Ballaststoffe

1 mittlere Möhre (80 g)
2 geh. EL Magerquark (60 g)
1 TL Sonnenblumenöl (5 g)
1 TL Meerrettich (10 g)
Dill
Pfeffer
fluoridiertes Jodsalz

Obatzter nach griechischer Art

1 Den Camembert mit einer Gabel zerdrücken und mit dem Quark vermengen.

2 Die Zwiebel und die Knoblauchzehe schälen, sehr fein würfeln, die Gurke waschen und in feine Streifen schneiden.

3 Die Gemüsestücke und die Gewürze zur Käsemasse geben und alles kräftig miteinander vermischen.

4 Im Kühlschrank abgedeckt kühl stellen, jedoch 30 Minuten vor Verzehr herausnehmen.

Eine Portion enthält:
99 kcal/414 kJ; 12 g Eiweiß; 4 g Fett;
4 g Kohlenhydrate; 1 g Ballaststoffe

¼ kleiner Camembert, 30 % F. i. Tr. (30 g)
1 geh. EL Magerquark (30 g)
½ kleine Zwiebel (30 g)
½ Knoblauchzehe (1 g)
1 dicke Scheibe Schlangengurke (30 g)
Paprikapulver (edelsüß)
Cayennepfeffer

2 Portionen

Apfel-Curry-Chutney

1 mittelgroßer Apfel (150 g)
½ kleine Zwiebel (30 g)
1 TL Sonnenblumenöl (5 g)
2 TL Sonnenblumenkerne (10 g)
2 EL Apfelsaft (20 g)
2 TL Honig (15 g)
fluoridiertes Jodsalz
bunter Pfeffer
Curry
Paprikapulver (scharf)

1 Den Apfel waschen, schälen, halbieren, entkernen und das Fruchtfleisch in dünne Scheiben schneiden. Die Zwiebel schälen und fein hacken.

2 Die Apfelscheiben und die Zwiebelwürfel in heißem Öl kräftig anbraten; die Sonnenblumenkerne dazugeben. Mit dem Saft aufgießen, Honig dazugeben. Mit Salz, Pfeffer, Curry und Paprikapulver würzen.

Das Rezept enthält:
244 kcal/1019 kJ; 3 g Eiweiß; 11 g Fett; 33 g Kohlenhydrate; 4 g Ballaststoffe

1 Portion

Kräutersauce »Hessische Art«

½ Bund gem. Kräuter
½ kleine Zwiebel (30 g)
1 Knoblauchzehe (2 g)
3 geh. EL Magerquark (45 g)
1 EL Milch, 1,5 % Fett (10 g)
fluoridiertes Jodsalz
weißer Pfeffer
Weißweinessig (nach Geschmack)

1 Kräuter verlesen, waschen, abzupfen, trockentupfen. Zwiebel und Knoblauchzehe schälen und fein hacken.

2 Den Quark und die Milch mit einem Schneebesen cremig rühren. Mit Salz, Pfeffer und Essig abschmecken, danach die Kräuter sowie die Zwiebel- und Knoblauchwürfel untermengen.

Eine Portion enthält:
53 kcal/220 kJ; 7 g Eiweiß; 0 g Fett; 5 g Kohlenhydrate; 1 g Ballaststoffe

Foto rechts: Apfel-Curry-Chutney

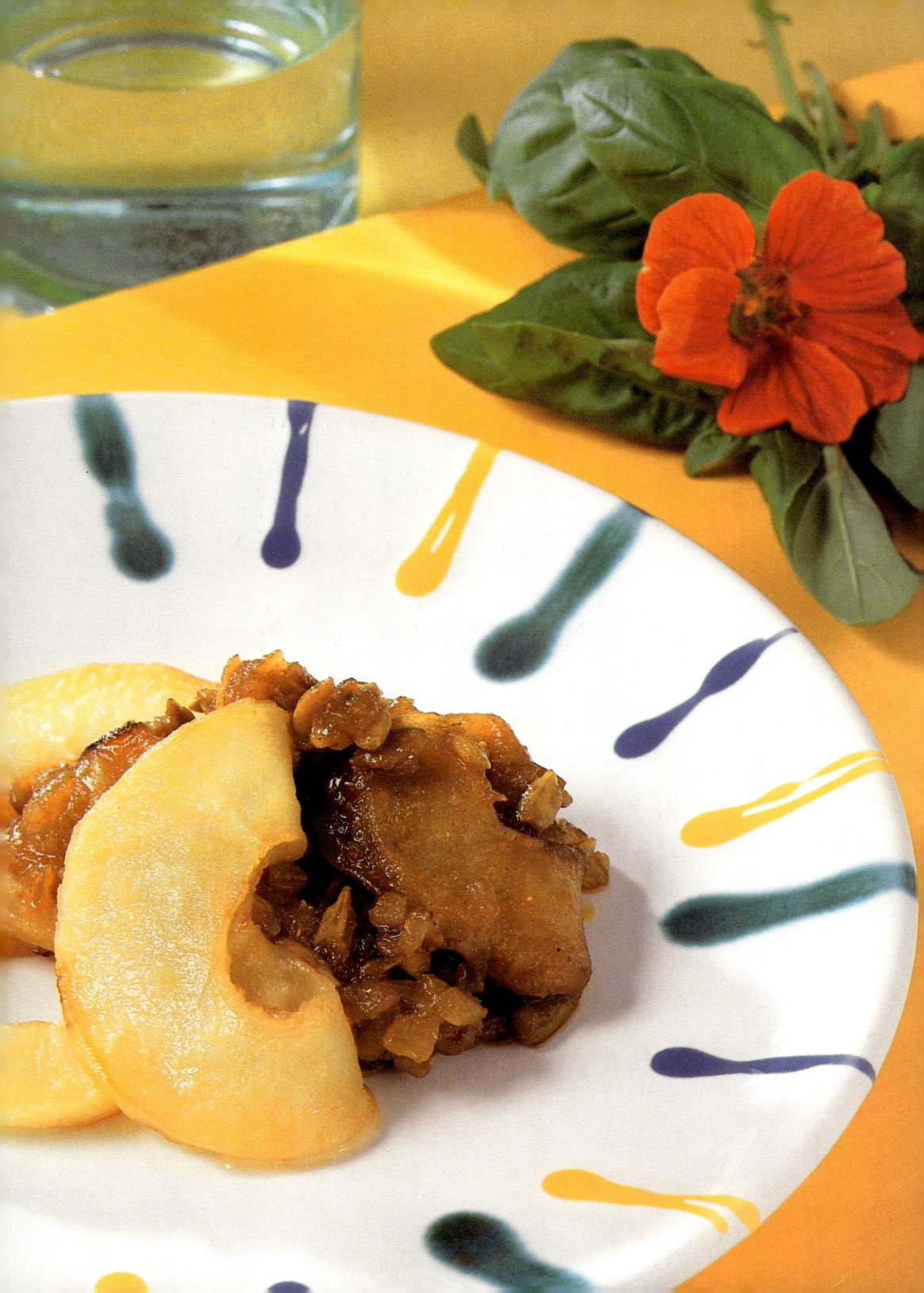

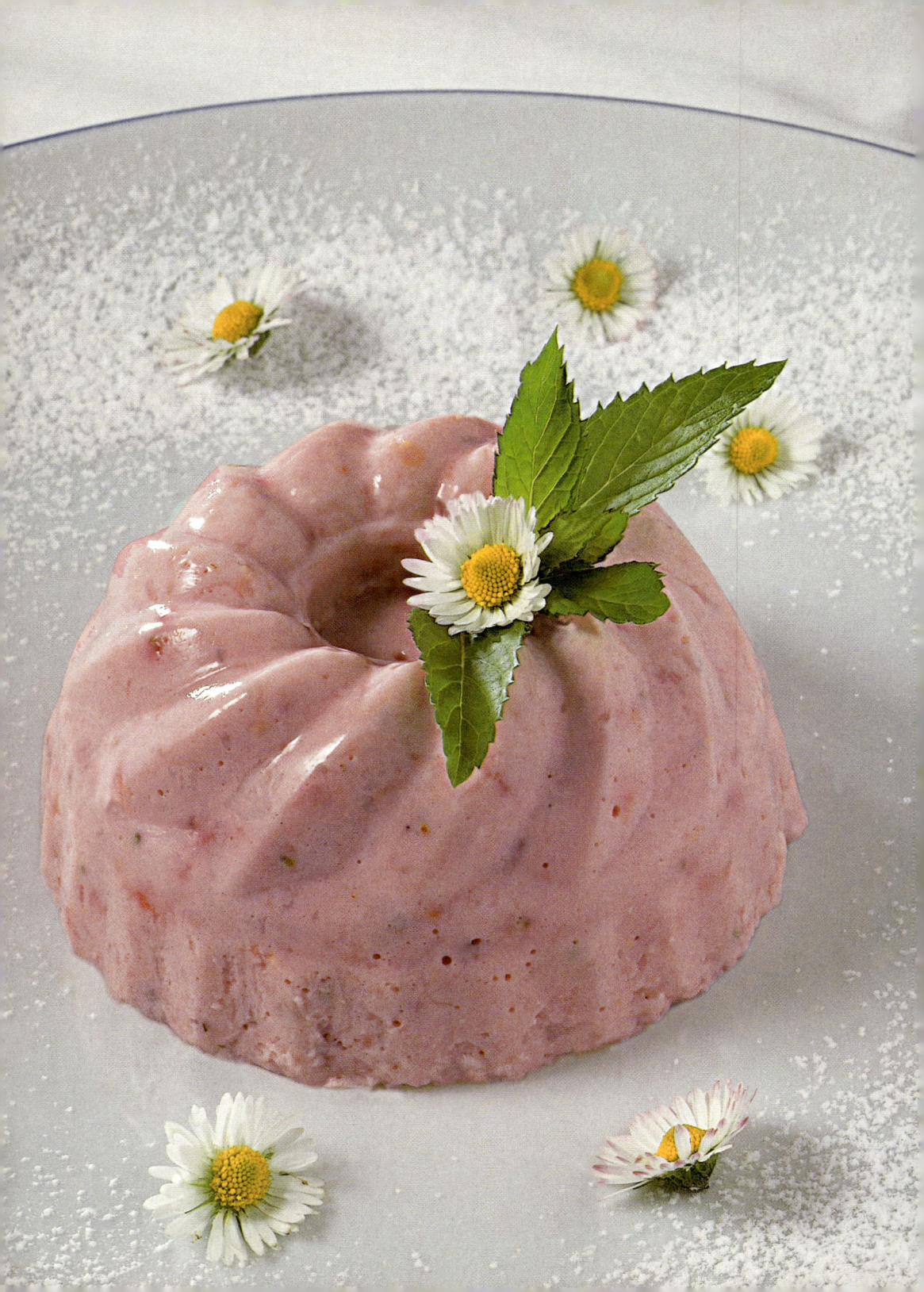

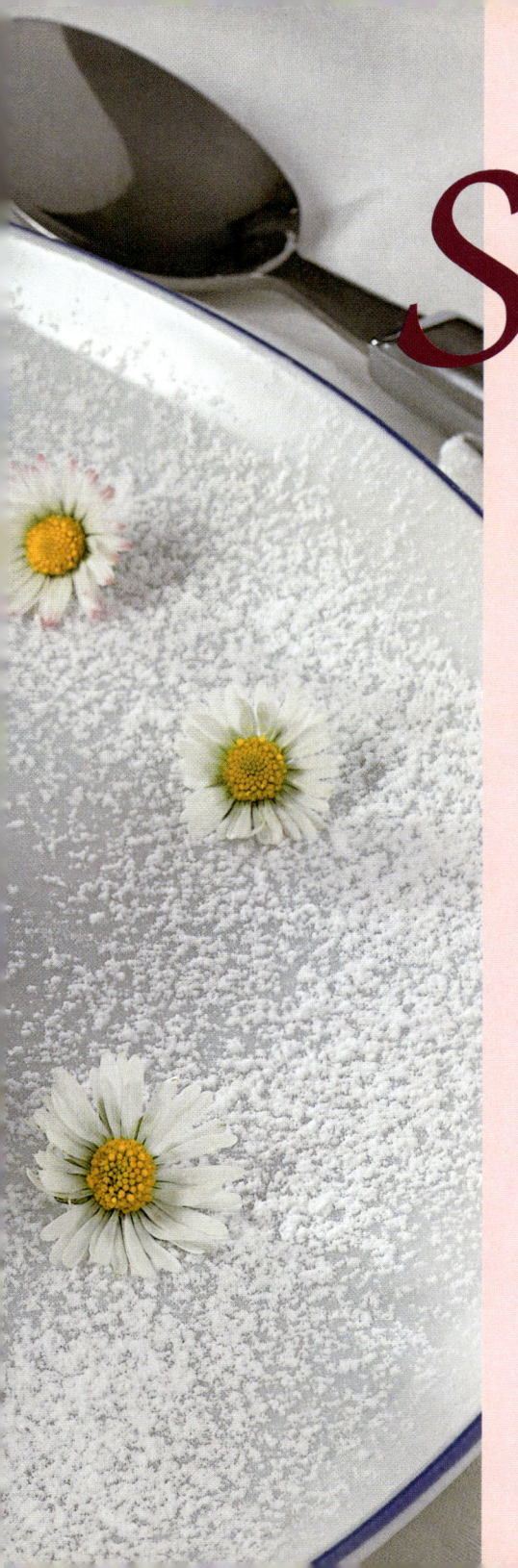

Süße Zwischenmahlzeiten und Desserts

Wenn Sie zwischendurch gerne einmal ein Stück Kuchen oder nach dem Essen ein kleines Dessert naschen, sind unsere Rezepte genau das Richtige für Sie. Denn in ihnen wird weitgehend auf die entzündungsfördernde Arachidonsäure verzichtet. So können Sie Ihre Gelenke vor Entzündungen bewahren und vitamin- und mineralstoffreich, aber trotzdem äußerst lecker naschen.

1 Portion

Orangen-Reisbrei

3 EL Milchreis (45 g)
¼ l Milch, 1,5 % Fett
Rumaroma
3 EL Rosinen (45 g)
40 ml Orangensaft
3 EL Mandelblättchen (20 g)
1 TL Walnussöl (5 g)
1 EL Zucker (15 g)
1 mittlere Orange (150 g)

1 Den Milchreis nach Packungsangaben mit Milch und Rumaroma zubereiten. Rosinen in Orangensaft einweichen. Mandelblättchen in Walnussöl anrösten. Zucker dazugeben, kurz bräunen und vom Herd nehmen.

2 Orange filetieren. Spalten auf einem Teller anrichten. Rosinen darüber streuen. Vom Milchreis Nocken abstechen; auf dem Teller anrichten. Mit Mandeln bestreuen.

Eine Portion enthält:
617 kcal/2579 kJ; 17 g Eiweiß; 23 g Fett;
81 g Kohlenhydrate; 10 g Ballaststoffe

1 Portion

Erdbeercreme

1 Blatt weiße Gelatine
1 geh. EL Magerquark (30 g)
2 geh. EL Naturjogurt, 1,5 % Fett (50 g)
2 TL Zucker oder Süßstoff
¼ Vanilleschote
1 TL Zitronensaft (5 g)
50 g Erdbeeren

1 Gelatine einweichen. Quark und Jogurt verrühren und süßen. Vanillemark und Zitronensaft zugeben.

2 Erdbeeren waschen, putzen, pürieren und unter die Quark-Jogurt-Masse rühren. Gelatine ausdrücken, im Wasserbad auflösen und 1 EL Erdbeerquark einrühren. Gelatine dann unter die Quarkmasse rühren. In Schälchen füllen und kalt stellen.

Eine Portion enthält:
70 kcal/293 kJ; 8 g Eiweiß; 1 g Fett;
6 g Kohlenhydrate; 1 g Ballaststoffe

Foto Seite 82/83; Foto rechts: Orangen-Reisbrei

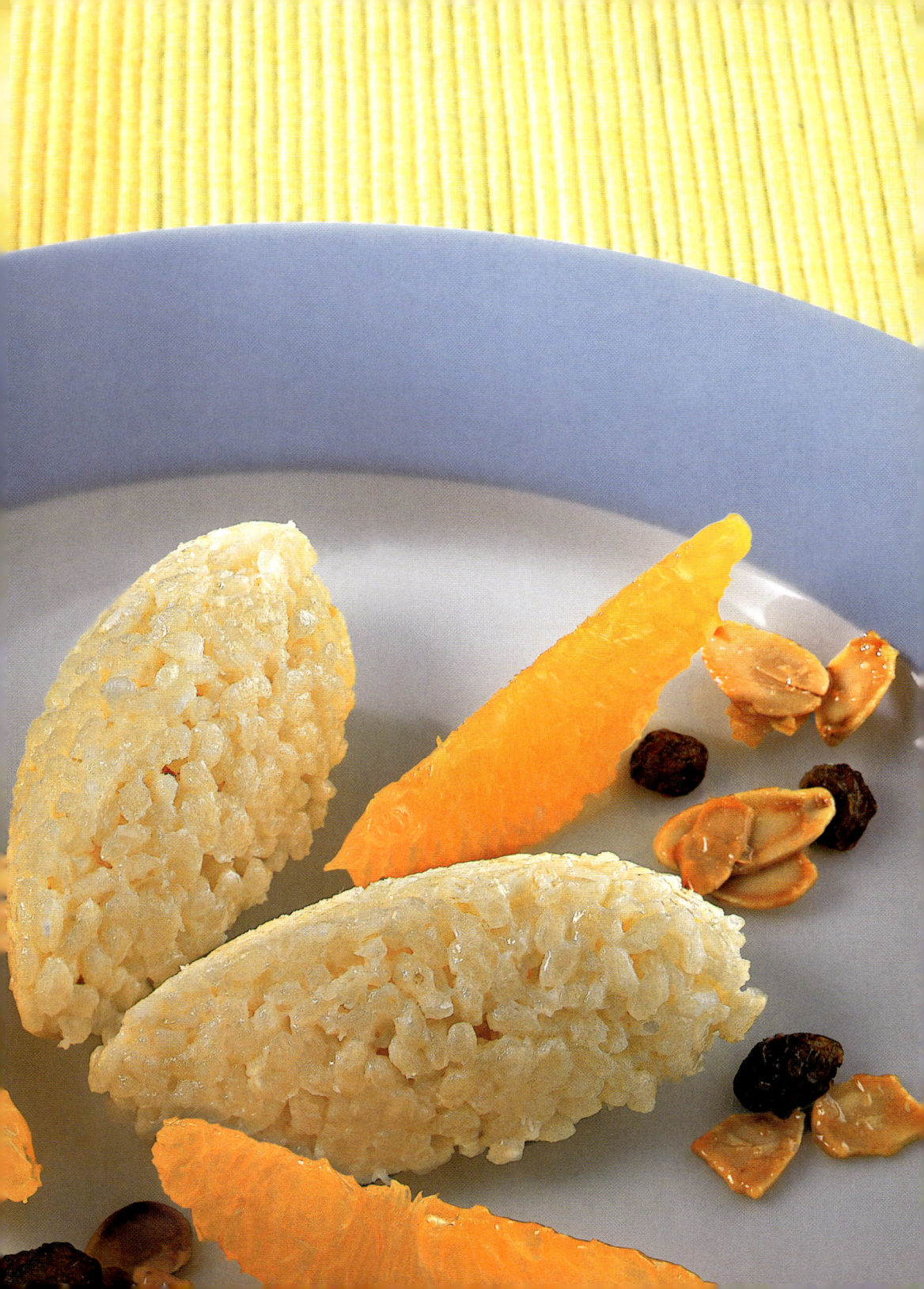

Hüttenkäse mit heißen Himbeeren

½ Pck. Hüttenkäse,
20 % Fett (100 g)

Zimt

Vanillearoma

100 g Himbeeren
(frisch oder tiefgekühlt)

1 TL Zitronensaft (5 g)

2 EL Rotwein (20 g)

1 TL Zucker (5 g)
oder Süßstoff

½ TL Speisestärke (2 g)

1 Hüttenkäse mit Zimt und Vanillearoma verrühren. Himbeeren in einem Topf mit Zitronensaft und 1 EL Wein erhitzen.

2 Den Zucker und die Stärke mit dem Rest des Weines anrühren. Sobald die Himbeermasse kocht, die angerührte Stärke dazugeben, einmal aufkochen lassen und noch heiß über den Hüttenkäse gießen.

Eine Portion enthält:
**137 kcal/573 kJ; 15 g Eiweiß; 2 g Fett;
10 g Kohlenhydrate; 7 g Ballaststoffe**

Mandel-Birnen-Jogurt

1 mittlere Birne (150 g)

1 EL Zitronensaft (15 ml)

1 Prise Zimt

1 EL Mandelblättchen (6 g)

1 Becher Naturjogurt,
1,5 % Fett (150 g)

¼ Vanilleschote

2 TL Zucker, Honig (10 g)
oder Süßstoff

1 geh. EL Vollkornhafer-
flocken (20 g)

1 Birne waschen, halbieren, Kerngehäuse entfernen, Fruchtfleisch in dünne Scheiben schneiden. Mit Zitronensaft und Zimt marinieren. Mandelblättchen in einer Pfanne trocken anrösten; abkühlen lassen.

2 Jogurt mit Vanillemark und Zucker verrühren. Die Haferflocken einrühren und quellen lassen. Die Birnen und Mandeln unterheben und gekühlt genießen.

Eine Portion enthält:
**260 kcal/1087 kJ; 10 g Eiweiß; 7 g Fett;
38 g Kohlenhydrate; 6 g Ballaststoffe**

Foto rechts: Hüttenkäse mit heißen Himbeeren

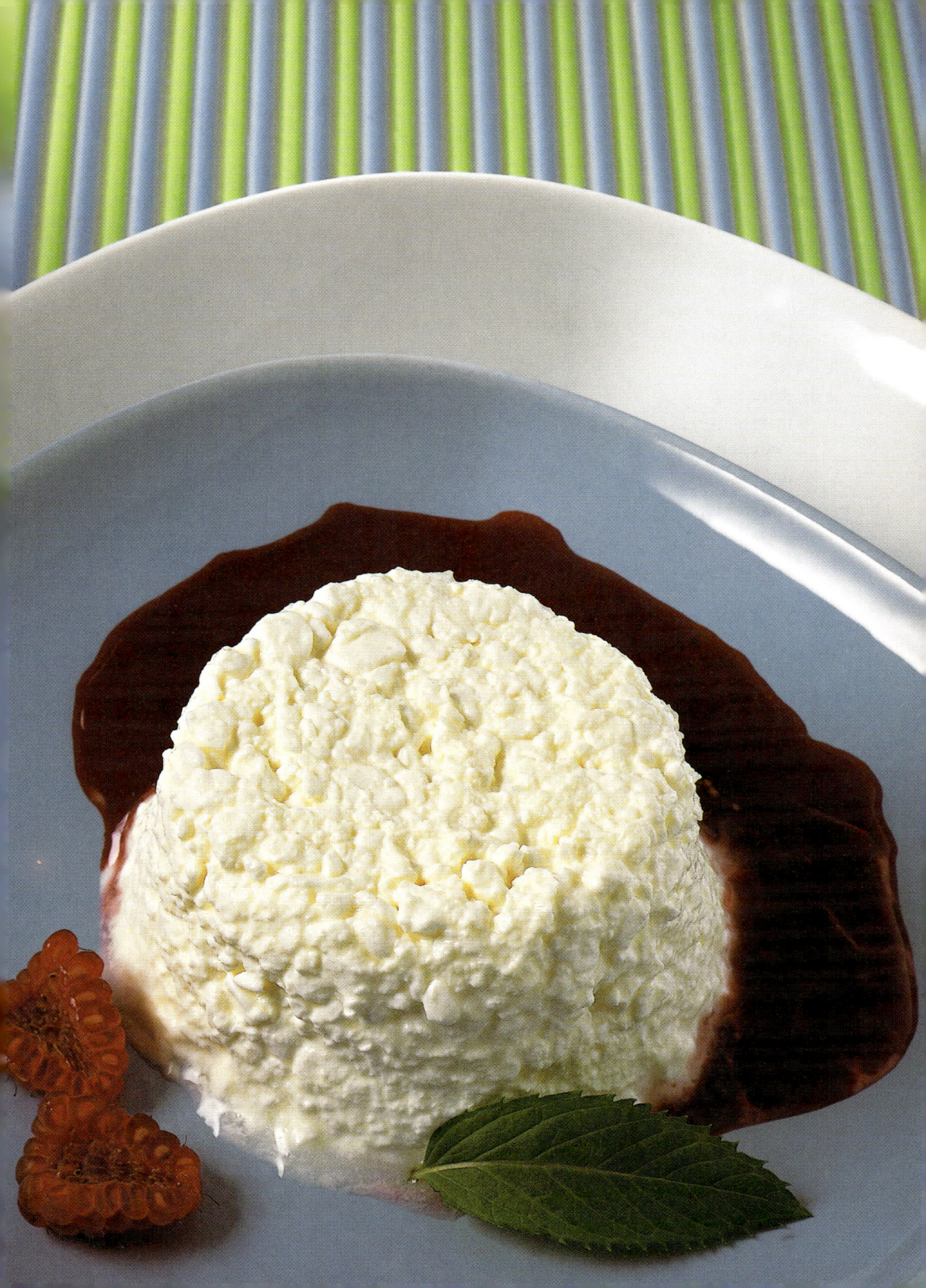

Überbackener Reis-Kirschauflauf

1 Portion

3 EL Milchreis (45 g)
¼ l Milch, 1,5 % Fett
Zimtstange
2 TL Zucker (5 g) oder Süßstoff
150 g Sauerkirschen (frisch oder a. G.)
1 TL Walnussöl (5 g)
3 EL Paniermehl (30g)
Vanillearoma
1 TL Puderzucker (3 g)
1 TL gem. Haselnüsse (2 g)

1 Den Milchreis mit Milch nach Packungsanleitung zusammen mit der Zimtstange und 1 TL Zucker zubereiten. Am Ende der Garzeit die Zimtstange entfernen. Den Backofen auf 180 °C vorheizen.

2 Die frischen Kirschen waschen und entsteinen. Die Kirschen aus dem Glas abtropfen lassen. Mit dem restlichen Zucker und dem Vanillearoma abschmecken.

3 Eine kleine Auflaufform mit dem Öl auspinseln und mit 1 EL Paniermehl ausschwenken. Die Hälfte des Reisbreis einfüllen, darauf die Kirschen geben und mit dem Rest des Breis abdecken.

4 Aus dem restlichen Paniermehl, Puderzucker und gemahlenen Nüssen eine Mischung herstellen und über den Auflauf streuen.

5 Im Backofen etwa 10 bis 15 Minuten goldgelb überbacken. Noch heiß servieren.

Eine Portion enthält:
465 kcal/1943 kJ; 14 g Eiweiß; 13 g Fett; 69 g Kohlenhydrate; 3 g Ballaststoffe

Variante
Anstelle von Kirschen können Sie auch anderes Obst wie Pfirsich, Apfel oder Birne verwenden.

Foto rechts: Überbackener Reis-Kirschauflauf

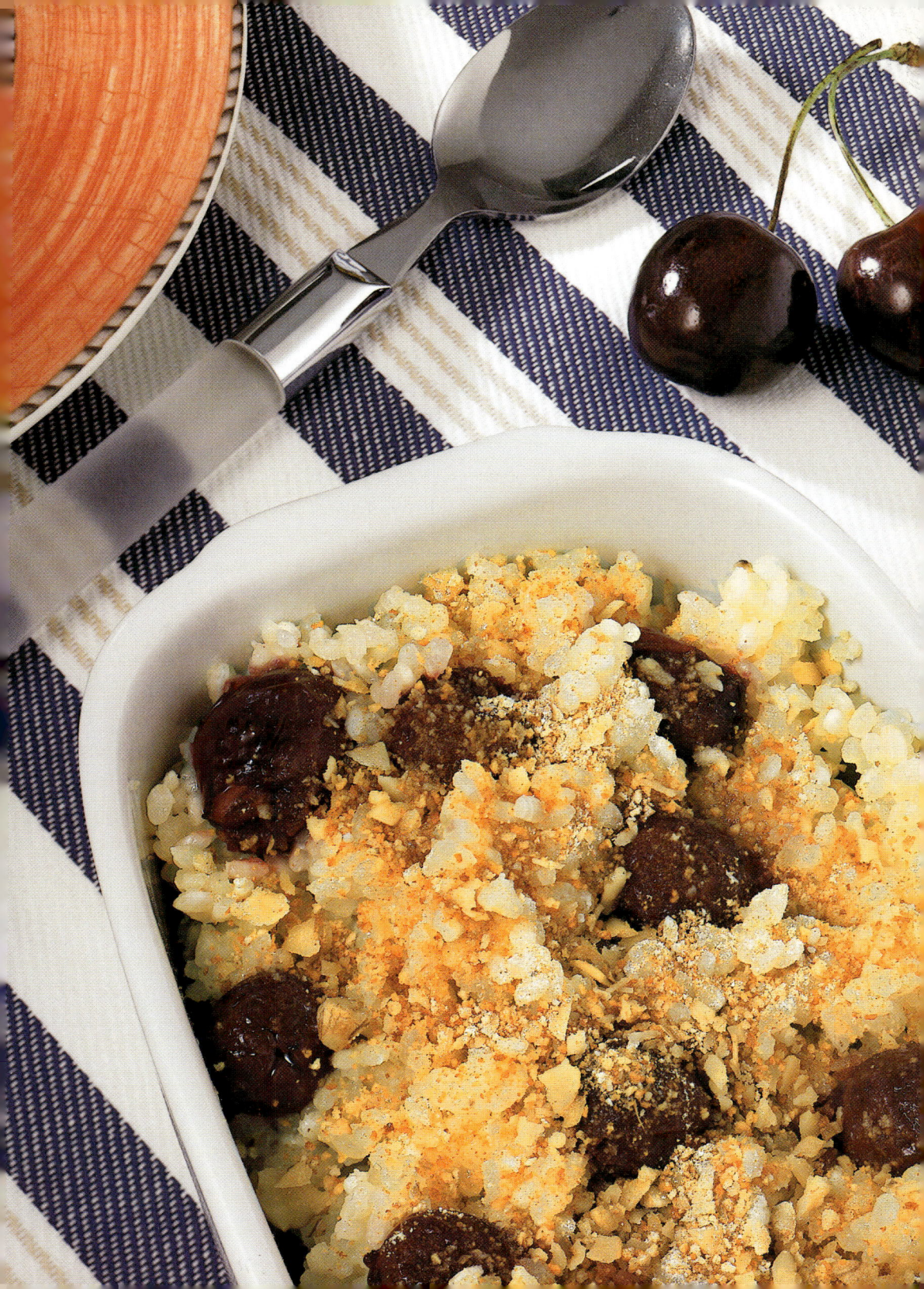

Aprikosen-Quark-Torte

12 Stücke

225 g Mehl (Type 405)

½ Würfel Hefe (20 g)

100 g Zucker

1 Prise Salz

4 EL Öl (60 ml)

Fett für die Form (3–5 g)

800 g Aprikosen (a. D.)

500 g Magerquark

1 EL Speisestärke (10 g)

4 EL Zitronensaft (40 g)

50 g Pflanzenmargarine

2 Eiweiß

100 g Aprikosenkonfitüre

1 Das Mehl in eine Schüssel sieben und in die Mitte eine Mulde drücken. Die Hefe in die Mulde bröckeln. 2 EL Zucker auf die Hefe streuen, das Salz auf das Mehl geben. 125 ml lauwarmes Wasser auf die Hefe gießen. Das Wasser von der Mitte aus mit dem Mehl und der Hefe verrühren. Das Öl über den angerührten Hefeteig gießen und alles mit den Knethaken des Handrührers auf höchster Stufe zu einem glatten Teig verkneten. An einem warmen Ort 20 Minuten gehen lassen.

2 Den Teig auf einer bemehlten Arbeitsfläche kneten und etwas größer als die Springform (Ø 26 cm) ausrollen. Teig in die gefettete Form legen, Rand andrücken; 25 Minuten gehen lassen. Teig mit einer Gabel mehrmals einstechen. Den Backofen auf 175 °C vorheizen.

3 Aprikosen abtropfen lassen. Zehn Hälften pürieren. Weitere 20 Hälften beiseite legen, die restlichen in Spalten schneiden und auf dem Teig verteilen. Den ausgedrückten Quark mit dem Püree, Stärke, Zitronensaft, flüssiger Margarine und restlichem Zucker verrühren. Eiweiß steif schlagen und unterheben.

4 Die Quarkmasse auf den Aprikosen verteilen und glatt streichen. Die restlichen Aprikosenhälften darauf verteilen. Die Konfitüre erhitzen, die Früchte damit bestreichen. Den Kuchen 70 bis 75 Minuten backen.

Ein Stück enthält:
**292 kcal/1219 kJ; 9 g Eiweiß; 9 g Fett;
42 g Kohlenhydrate; 2 g Ballaststoffe**

Foto rechts: Aprikosen-Quark-Torte

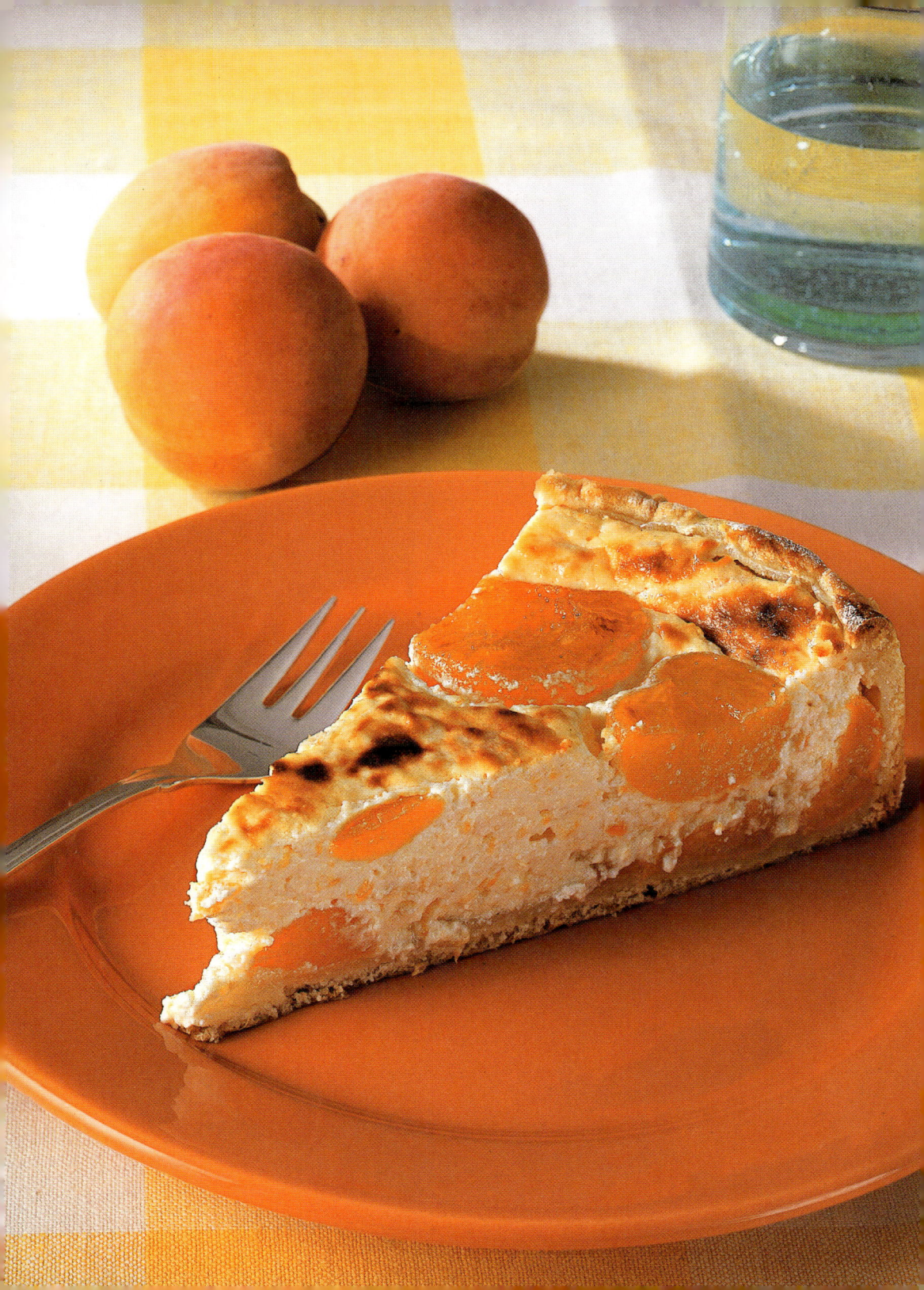

Anhang

Hier finden Sie die Adressen verschiedener Institutionen und Verbände, an die Sie sich wenden können, wenn Sie Fragen zu Ihrer Erkrankung haben, Informationsmaterial benötigen oder nach einer Selbsthilfegruppe vor Ort suchen. Zudem erhalten Sie wichtige Literaturtipps, die sich mit den Erkrankungen des rheumatischen Formenkreises beschäftigen.

Adressen

Arthrose Info, Postfach 110501, 60040 Frankfurt a. M., Tel.: 06831-946677

Cortion-Informationszentrum (CIZ), Bolongarostraße 82, 65929 Frankfurt a. M., Tel.: 069-31405327

Deutsche Gesellschaft für Rheumatologie, c/o: Rheumaklinik Berlin Buch, Zepernicker Str. 1, 13125 Berlin, Tel.: 030-94012650, Fax: 030-9497139

Deutsche Rheumaliga e.V., Bundesgeschäftsstelle, Rheinallee 69, 53173 Bonn, Tel.: 0228-355425, Fax: 0228-358117

Kuratorium Knochengesundheit e.V., Bundesgeschäftsstelle, Hettenbergring 5, 74889 Sinsheim, Tel.: 07261-63174, 07261-64659

Morbus Bechterew e.V. – Deutsche Vereinigung, Bundesgeschäftsstelle, Metzgergasse 16, 97421 Schweinfurt, Tel.: 09721-22033, Fax: 09721-22955

Österreichische Rheumaliga e.V., Bundesgeschäftsstelle, Ketzergasse 200, A-1235 Wien, Tel.: 0222-8653537

Rheumahilfswerk Deutschland e.V., Bundesgeschäftsstelle, Badstraße 46, 79410 Badenweiler, Tel.: 07632-7540, Fax: 07632-754109

Schweizerische Rheumaliga e.V., Bundesgeschäftsstelle, Renggerstraße 71, CH-8038 Zürich, Tel.: 01/4825600

Verein zur Förderung der gesunden Ernährung und Diätetik (VFED) e.V.,
Postfach 1928, 52021 Aachen, Morillenhang 27, 52074 Aachen,
Tel.: 0241-507300, Fax: 0241-507311, Internet: http://vfed.de.,
e-mail: vfed@rmi.de. Beim VFED e.V. erhalten Sie Anschriften von frei-
beruflich tätigen Diät- und Ernährungsberatern in Ihrer Umgebung.

Empfehlenswerte Literatur

*Rheuma – Lernen, mit der Krankheit gut zu leben – Eine Anleitung zu mehr
Lebensfreude*, Gabriele Brieden, Springer Verlag, ISBN 3-540-64217-X

Aktiv und beweglich bei Rheuma, Prof. Dr. Kurt Gräfenstein, Falken Verlag,
ISBN 3-8068-2000-7

Rheuma – Ursachen, Behandlung und Hilfen, Gaby Miketta und Dr. Hans-Peter
Bischoff, Wort & Bild Verlag, PZN –6980152

Rheuma – verstehen und behandeln, Dr. Ralph Hausmann, GOVI Verlag,
ISBN 3-7741-0514-6

Abwechslungsreiche Diät für Rheumatiker, Helga Strube (Diätassistentin),
Dr. Detlef Becker-Capeller, TRIAS Verlag, ISBN 3-89373-425-2

Mobil – Rheumamagazin, Organ der Deutschen Rheumaliga e.V. Bezugs-
preis ist im Mitgliederbeitrag enthalten, Bestellungen über den
Verlag Ehrlich & Sohn, Griegstraße 75, 22763 Hamburg, Postfach 500445,
22704 Hamburg, Tel.: 040-88303411, Fax: 040-88303409 oder über die
Deutsche Rheumaliga e.V.

Rheuma-Journal – Patientenzeitschrift, Kepplerverlag, Industriestraße 2,
63150 Heusenstamm, Postfach 1353, 63131 Heusenstamm,
Tel.: 06104-606311, Fax: 06104-606323

Arthrose Info, Bezug über Arthrose Info, Postfach 110501, 60040 Frankfurt
a. M., Tel.: 06831-946677

Sachregister

Rezeptregister

Die Autoren
Sven-David Müller ist als Diätassistent und Diabetesberater DDG erster Vorsitzender des Vereins zur Förderung der gesunden Ernährung und Diätetik (VFED) e.V. in Aachen und am Universitätsklinikum der RWTH Aachen als Pressesprecher tätig. Christiane Pfeuffer ist Diätassistentin und Hauswirtschafterin und ist in der Diät- und Ernährungsberatung an der Neurologischen Rehaklinik in Bad Camberg beschäftigt.

Die Rezepte, der Tagesplan und die Vitamin- und Mineralstofftabellen sind mit dem Nährwertberechnungsprogramm EBIS der Firma E + D Partner berechnet (E + D Partner, Dr. Carsten Dierks, Martin Niemöller Weg 25, 61267 Neu Anspach).

Wichtiger Hinweis
Die im Buch veröffentlichten Ratschläge wurden mit größter Sorgfalt von Verfassern und Verlag erarbeitet und geprüft. Eine Garantie kann jedoch nicht übernommen werden. Ebenso ist eine Haftung der Verfasser bzw. des Verlages und seiner Beauf- tragten für Personen-, Sach- oder Vermögensschäden ausgeschlossen.

Bildnachweis
Umschlagfoto: Stock Food/Jan-Peter Westermann
Fotos: CMA Centrale Marketing-Gesellschaft der Deutschen Landwirtschaft mbH: S. 13, Informationsbüro Amerikanische Erdnüsse: S. 24, Nestlé: S. 24, Shandwick: S. 9; alle übrigen: Sabinde Berthold, München

Midena Verlag, München
© 2000 Weltbild Ratgeber Verlage GmbH & Co.KG

Redaktion: Christopher Hammond, München
Gesamtherstellung: Sylvie Hinderberger, München
Umschlaggestaltung: S/L Kommunikation
Foodstyling: Sylvie Hinderberger und Christopher Hammond, München
Innenlayout: Cornelia Osterbrauck, München; Marion Kraus
Reproduktion: Typework Layoutsatz & Grafik GmbH, Augsburg

Printed in Germany

ISBN 3-310-00587-9